中国传统文化与医学人文研究系列图书
浙江大学医学院临床医学博士后项目成果

医学人文心

名誉主编 ● 黄荷凤

主　　编 ● 应颂敏　刘有恃

副主编 ● 陈磊　贾俊君

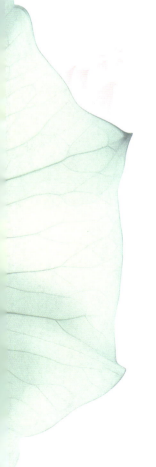

ZHEJIANG UNIVERSITY PRESS
浙江大学出版社
· 杭州 ·

图书在版编目（CIP）数据

医学人文心 / 应颂敏，刘有恃主编. -- 杭州 ： 浙
江大学出版社，2025. 7. -- ISBN 978-7-308-26135-7

Ⅰ. R

中国国家版本馆 CIP 数据核字第 2025WF9419 号

医学人文心

主编　应颂敏　刘有恃

策　　划	黄娟琴	
责任编辑	阮海潮	
责任校对	汪荣丽	
封面设计	林智广告	
出版发行	浙江大学出版社	
	（杭州市天目山路148号　邮政编码310007）	
	（网址：http://www.zjupress.com）	
排　　版	杭州林智广告有限公司	
印　　刷	杭州宏雅印刷有限公司	
开　　本	710mm×1000mm　1/16	
印　　张	10	
字　　数	169千	
版 印 次	2025年7月第1版　2025年7月第1次印刷	
书　　号	ISBN 978-7-308-26135-7	
定　　价	45.00元	

版权所有　侵权必究　　印装差错　负责调换

浙江大学出版社市场运营中心联系方式：0571-88925591；http://zjdxcbs.tmall.com

《医学人文心》
编委会

名誉主编 黄荷凤

主　　编 应颂敏　　刘有恃

副 主 编 陈　磊　　贾俊君

编　　委（按姓氏拼音排序）

陈　晶	陈艳琪	陈奕霖	陈雨麒	丁一敏
方青青	韩　旭	胡　洁	李更丰	李婧怡
李静怡	梁烨华	马慧健	马　志	慕心力
潘　静	唐林松	童玲筱	王　萍	王锵强
王钦湫	魏　敏	吴帼军	吴雁格	徐佳升
徐　娴	杨　凡	杨宜锜	余美月	张　浩
赵哲堃	周佳琦	周明敏	朱宁馨	祝昀辉

序

诸位同仁，回首 20 世纪，法国总统邀七十余位诺贝尔奖获得者共商 21 世纪科学走向，遂有《巴黎宣言》问世。此宣言明确指出，医学绝非仅关乎疾病本身，更应聚焦于健康之整体范畴。科学旨在探索真理，人文重在弘扬善念，艺术着力追求唯美境界，而医学恰是自然科学与人文精神交融共生、科学与艺术彼此汇聚之结晶，故医学天然蕴含着科学之真、人文之善以及艺术之美。医者正积极投身于这承载着真善美的伟大事业之中，不懈奋进！

我一直坚定地认为，完备的医学教育体系，绝不能仅仅局限于给予医学生坚实的科学知识和技能训练，更要高度重视人文精神的培育滋养、艺术美学的潜移默化以及组织管理能力的精心打磨。我主张，医学生要将同时拥有"人文心、科学脑、世界观、勤劳手"作为追求目标。

《医学人文心》这本书，运用叙事医学之方式，紧紧围绕"医者仁心"这一核心主题，凭借着生动的案例、深刻的思考，从多个层面和不同视角，全方位展现出医者的仁爱之心与广博情怀。在这些故事中，我们既目睹绝症前的医者仁心，也感受人文关怀驱散恐惧的温暖；既见证爱心火种延续生命的奇迹，也体悟对生命本质的哲学叩问；甚至不乏充满生活气息、诙谐幽默的人间百态……这林林总总，不单单是医学人文的生动映射，更给予广大民众心灵的深刻启迪。

这本书宛如一座桥梁，将医学的专业理性与人文的温暖柔情紧密相连，引领我们走进一个个扣人心弦的医学故事，不仅使我们有幸目睹医务工作者在紧张繁忙的治疗过程中所展现出的精湛医术，更让我们体会到那些隐藏于背后的温情关爱为患者带去了力量。这里的每一个案例，都是医学人文的精彩演绎，每一段经历，都是对人性光辉的深情赞美。

衷心期望这本书能够化作杏林灯塔，既为医者明心见性之镜，亦成公众理解医学之窗。让我们齐心协力，共同筑牢医学人文精神的坚实堡垒，为绘就医疗事业更加宏伟的蓝图携手奋进！

巴德年

于浙江大学

医学，自诞生之日起，便承载着人类对生命的敬畏与关怀。它不仅是科学的探索，更是艺术的表达；不仅是技术的实践，更是人文的传承。浙江大学作为全国首个"临床医学博士后培养项目"试点单位，始终秉持"立德树人"的根本宗旨，以"高标准、严要求、强保障"为原则，致力于培养兼具精湛医术与深厚人文素养的新时代医者。我们整合多学科资源，创新培养模式，在提升临床岗位胜任力的同时，更注重医者仁心的塑造，以期在医学教育中实现科学与人文的完美融合。

《医学人文心》的诞生，正是源于浙江大学医学院医学人文教育的成果体现——当冰冷的诊疗流程遇上温热的生命故事，当技术至上的医疗现状遭遇叙事医学的人文救赎，我们见证了年轻医者们如何在科学与人文的张力中重塑医者身份。我们以巴德年院士"人文心、科学脑、世界观、勤劳手"的医学教育理念为指引，将叙事医学这门"带着听诊器的人文课"引入临床培养体系。

本书是叙事医学中国本土化实践的鲜活见证。临床医学博士后以"平行病历"为手术刀，解剖了医疗现场最动人的生命图景。这些文字不同于标准病历的"咳嗽咳痰3个月"的机械记录，而是通过"眼耳鼻舌身意"的全息叙事，还原了医疗行为中那些被数据湮没的人性微光。

当AI诊疗系统开始替代部分临床决策时，我们比任何时候都更需要守护医学中不可算法化的人性部分——那些哽咽的停顿、颤抖的拥抱、无言的陪伴，正是这些"无用的瞬间"定义了医疗行为的本质。愿这本书成为所有医者白大褂口袋里的人文指南针，在技术狂奔的时代，帮助我们记得为什么出发。

本书的出版，得益于巴德年院士高瞻远瞩的医学教育理念，也得益于浙江大学医学院及临床医学博士后项目全体同仁的共同努力。特别感谢各位导师的悉心指导，以及所有参与案例采写与审校的医者们的真诚付出。

书中若有疏漏之处，恳请读者不吝指正，我们将不断完善，让这份人文薪火持续燃烧。

于浙江大学

目录

孕育新生

病房前的三色堇　　　　　　　赵哲堃 / 003

风心求子路　　　　　　　　　马　志 / 008

生孩子前的鬼门关　　　　　　丁一敏 / 012

绽放微笑

还她自信微笑　　　　　　　　周佳琦 / 017

迟来的感谢信　　　　　　　　吴雁格 / 020

唇齿间的爱　　　　　　　　　陈艳琪 / 023

温情时刻

都挺好　　　　　　　　　　　徐佳升 / 029

优质病人　　　　　　　　　　胡　洁 / 033

健康的意义　　　　　　　　　王钦湫 / 040

心跳　　　　　　　　　　　　李更丰 / 044

破茧成蝶

倔强之光　　　　　　　　　　马慧健 / 051

我们不能失去这个独子　　　　王　萍 / 054

医生的责任　　　　　　　　　童玲筱 / 058

徐梦的新生　　　　　　　　　魏　敏 / 061

"神秘"的小姑娘　　　　　　韩　旭 / 065

银色挣扎，阳光前行　　　　　潘　静 / 069

攻坚克难

铁军笑啦　　　　　　　　陈　晶 / 075

老程的心愿　　　　　　　杨　凡 / 079

永不低头　　　　　　　　陈雨麒 / 083

回国后的第一个夜班　　　张　浩 / 087

超哥又哭了　　　　　　　祝昀辉 / 093

小甜的法宝　　　　　　　李婧怡 / 097

以爱沟通

难搞的老夏　　　　　　　吴帼军 / 103

不会落地的决策　　　　　梁烨华 / 111

接受西医的老中医　　　　李静怡 / 115

没做成的手术　　　　　　方青青 / 119

探索医学中的人文温度　　陈奕霖 / 123

拨开云雾见晴天　　　　　杨宜锜 / 127

生命尽头

如果有来生，愿你能长久　朱宁馨 / 133

月亮女士与月亮卫士　　　徐　娴 / 138

无法战胜的病魔　　　　　王锵强 / 142

那天下起了小雨　　　　　周明敏 / 145

做一名有温度的医生　　　唐林松 / 148

目录

孕育新生

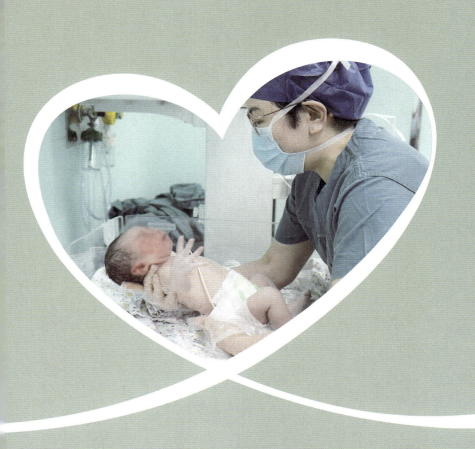

医学人文心

吴梦婷　摄

病房前的三色堇

赵哲堃

一、三十五岁

"8 床新病人！"

"15 床新病人！"

"21 床新病人！"

护士姐姐那高亢而富有穿透力的嗓音提神醒脑，把秋日早晨的困意一扫而光。新入院的准妈妈们陆续进入医生办公室。产科病房忙碌的一天正式开始。

"你好，21 床王小美是吧？"我按照流程，核对患者姓名，并自我介绍道："我是你的管床医生，我姓赵，叫我小赵医生就好。"

坐在我旁边的青年女子点了点头："你好，小赵医生。"之后，便陷入了沉思。

我打开她的门诊病历以了解大致情况：病人王小美，未婚，34 岁。昨日因"少量阴道流血不伴腹痛 1 天"就诊于我院产科门诊，B 超提示"胎盘组织完全覆盖宫颈内口"，门诊诊断是：G10P0，孕 26 周，胎盘前置状态……胎盘的正常附着部位为子宫体部、宫颈内口上方。孕 28 周后，"胎盘下缘毗邻或覆盖宫颈内口"被称为"前置胎盘"。王小美还未到孕 28 周，仅能给出"胎盘前置状态"这个预警信号。由于子宫会随孕周不断生长，部分"胎盘前置状态"病人的胎盘会在孕 28 周前远离宫颈内口，从而解除危机；但是留给王小美时间仅剩 2 周了……

我隐隐感到不安，再次翻看着病历。

等等！G10P0？怀孕（G）10 次，生育（P）0 次？不算这次怀孕，之前流产了 9 次？

会不会是写错了，G1 后多写了个 0？我按捺住内心的疑惑，再次跟病人确认了孕产史。

然而，"没错。"小美很坦然地确认了。

我很是无奈。每一次流产都是对女性健康的伤害，而她却如此不爱惜身体。此时的我刚来产科实习两个月，她是我经手的第一个"完全性前置胎盘可能"的患者，也是流产次数最多的患者。我痛心疾首地进行了避孕宣教。完全性前置胎盘，即胎盘组织完全覆盖宫颈内口，是前置胎盘几大分类中最严重的一种。由于围产期出血的风险巨大，甚至会危及母儿生命，故需要住院治疗。其病因很多，多次流产刮宫史就是最常见的一个。这跟她的 9 次主动流产史可脱不了干系。

听罢我的话，小美只是笑了笑。病历信息显示，她出生于邻省农村，小学学历。

我又问起了她孕早期的病史。据她所说，她前几个月一直在当地产检，随访超声检查均提示胎盘低置状态。当地医生曾再三提醒她继续妊娠的危险性，可她年龄渐长生育的意愿便愈发强烈。如今孕周变大了，她便和男朋友来到我们这家上级医院。可他仅仅是陪她来了而已，随后就头也不回地离开了。

"我已经三十四岁了，马上就三十五岁了。"她嗟叹道。在后来的某一天里，或许是感受到我们的诚挚和善意，她曾吐露心声："他有自己的生活，不会和我结婚。但我已经等不了太久，我非常想生一个孩子……"

"那你的授权人写谁呢？"我调出一份授权书，说道："你到时候做手术可能是全麻，术中如果有什么特殊情况，或者晕倒了不省人事，你的授权人得在场，能全权帮你做决定。"

她斟酌了一秒，回答："写我妹妹吧。"

我端详着这张即将三十五岁、温柔姣好的、人工整改痕迹满满的脸，百感交集。

二、一套健身服

产科病房总是人来人往：有来探望的人，也有探望结束的人；有拿着三层自制盒饭的人，也有拎着外卖气喘吁吁跑上楼的人；有推着医用小推车赶去打针换药的人，也有擦肩而过的在走廊里散步的人；有在卫生间里伴着"哗哗"水声洗涮器具的人，也有租了折叠床放在妻子病床边呼呼大睡的人；有宫口近乎开全、两眼茫然的人，也有穿着白大褂、陪着准妈妈的转移床跑得飞快的人……

在这样忙碌又嘈杂的日子里，我常常看到小美穿着那套健身服在病区走廊里散步，或是在床边跟着视频锻炼身体。她在住院前经常健身，身材保持得特别好。她已经在我们病区住了好几个礼拜了，习惯了这里的生活后，她又恢复了之前锻炼身体的习惯。她很少有阴道流血（前置胎盘的常见临床表现），又没有宫颈管缩短的早产征兆，因此没有绝对卧床的必要，适度的运动对她是有好处的。

前些日子，她安然到达了孕 28 周。我们为她复查了超声，胎盘仍牢牢地砌在宫颈内口上，像是一只杯底无比瓷实的高脚杯。磁共振检查结果也对"完全性前置胎盘"这一诊断予以了证实，同时还增加了"胎盘植入"这一新的诊断，使她的病情雪上加霜。她的子宫就像一颗定时炸弹，只能通过剖宫产来终止妊娠，只是我们并不知晓那一天会在何时降临。

这些天里，我们不只是医患关系。她常来找我咨询病情，有时也讨论人生的处境。在她住院后不久，妹妹就把地里的活交给了丈夫，几经辗转赶来照顾她。若不是身份证上地址相同、姓名相似，我真难相信这样的两副面容和装扮竟是亲姐妹。小美曾问我，像她妹妹那样活着，是否会比她现在快乐？善医者先医其心，而后医其身。然而我深知自己在人生智慧方面所获寥寥，只能略说几句，权作安慰。

有时，在散步途中，她会停下来与路过的孕妇交谈。她的眼神直直地望着其他孕妇高高隆起的肚子，满是羡慕。生下一个健康的孩子，按她的话说，比其他任何事情都重要。她每做完一次超声，我就会按照估测胎儿体重（estimated fetal weight，EFW）的方法估算胎儿体重一次。快到孕 32 周的时候，她开始频繁地出现无痛性少量阴道流血。胎儿的体重在逐渐爬升，按当前孕周估算出生体重范围，超过了第 10 百分位，算不上"胎儿生长受限"，但仍属于极低出生体重儿（<1500 克）。我们给她注射了地塞米松促进胎儿肺成熟，随时准备着紧急剖宫产。她口里便一直念叨着："要是宝宝能赶快长到 1500 克就好了！"

三、那一夜，王小美的自述

最近，我下面的流血越来越多了，肚子里的宝宝也越来越闹腾。等出生以后，我就告诉宝宝，当时你把妈妈的肚子踢得一直流血。亲爱的宝宝，你是个男孩还是女孩呢？我准备了好几套小衣服，基本上是绿色的。你可要像棵嫩芽一样，茁壮成长啊！

现在，血似乎越流越多了。我躺在床上，双眼无神地望着天花板。"阴道流血量"，小赵医生经常提起这个词。她把我最近可能发生的风险来来回回说了很多遍，几个上级医生也轮流找我谈过。我的情况很特殊，是前置胎盘，还是完全性的，要时刻盯着阴道流血量。要是阴道流血量多的话，就要马上告诉医生和护士，不然我可能会晕过去，我和宝宝都可能会有生命危险，得马上进行剖宫产手术，说不定要输血，可能还要拿掉子宫。可是现在才刚过32周啊，是不是太早了？前几天刚做了超声，宝宝就快到1500克了。医生说，宝宝在我的肚子里多待一天就是胜利。做手术的时候，要是我给老陈打电话，他肯定会来的吧？前几天我刚跟他通过电话，他说一定会来的。万一他睡着了，没接到我的电话呢……

血好像流得太多了。夜已经很深了，我不知道具体几点，但是房间里的灯已经关了很久，四下里非常寂静，寂静得可怕。冥冥之中，那一天好像就要来临了！我很害怕，我的双眼瞪得很大。

我有点困了。困意之中，我听到有人在叫我妹妹的名字："小蓉！小蓉！"

她去哪里了？刚刚还在我旁边的。我想按床边的呼叫铃，手在空中荡了几圈，却没有碰到任何东西。我张了张嘴，才发现那个呼唤小蓉的声音正是出自我。"小蓉！小蓉！"我喊叫着，声音很轻，可我没法儿喊得更大声了。我真的好困。我好像听见了床帘拉开的声音，远处塑料盆翻倒在地的声音，铁栏杆锵锵撞击的声音，有好几个人对我说话的声音……夜幕降临了，我的世界一片黑暗。

四、New life

　　早晨交班的时候，我才听说昨夜王小美的事。她因为大出血做了紧急剖宫产手术。组里的几名主任医生和副主任医生连夜赶来做了手术，成功分娩了一个健康的男婴。小美因为出血太多，切除了子宫，还输了自体血＋异体血。早产儿的Apgar评分正常，然而孕周太小，需要在新生儿科再观察些日子。后来查房的时候，我看到小美的气色还不错。有些病人会因为切除子宫而怄气，小美直到出院都没有表现过不悦，看来是术前做好了充分的心理准备。尤其是那个男人来的那一天，她穿戴整齐，心情很不错。据说男人留下了十万元钱，和办理住院那天一样，一溜烟地走了。

　　产前，小美在病床上躺了一个半月。产后，她躺了一个星期就出院了。出院那天，我指着出院小结的"出院医嘱"部分，一字一句地解释出院后要注意的事项："三个月内禁止盆浴、游泳、性生活，产后要继续注意阴道流血量、腹痛、体温等情况，因为……"

　　她拉着我的手，对我们医疗组表达了由衷的感激。

　　一个月后的一天，小美接通了医生办公室的电话。同事把电话递给我的时候，我在心里构思了十几种可能的产后并发症。然而，电话那端的小美笑意盈盈地说自己恢复得很好，宝宝也很健康。她打电话来是为了问一下，术中是否保留了她的宫颈？是否还能正常性生活？我当下就急了："不是说三个月内不准性生活吗？"她连忙解释说，自己还记得我们的嘱咐，只是想来问问未来的事。我在心里舒了一口气，解释道："切除了子宫，但没有切除宫颈，三个月后能正常性生活，虽然切除子宫后，子宫肌瘤、子宫内膜癌等与子宫相关的疾病是不会发生了，但是残留的宫颈仍然有病变的风险，要定期做宫颈癌筛查，还会有残端破裂出血的风险……"

　　我碎碎念着，她认真听着。窗外，风清气爽，病房前的花坛新换了一批三色堇。我犹记得出院那天她拉着我的手说："小赵医生，你以后一定会成为一名优秀的医生！"我也笑着说出了那句重复过无数遍，但特别真挚的话："谢谢你，希望你早日康复，一切顺利！"

风心求子路

马 志

我是一名产科医生，我见过各种各样的产妇，但是她，让我难以忘怀。

她叫小霞，32 岁，是一位事业有成的女主播。第一次在诊室见到她时，她穿着整洁得体的职业装，但身形略显单薄，透着一股脆弱感。即使化了精心的妆容，也掩饰不住她些许消瘦的面颊和略显苍白的皮肤。仔细观察就能发现，她脸上有种难掩的焦虑和沧桑感，眉头微蹙，眼神有些迷茫和无助。

在询问病情时，小霞告诉我，她有一个爱她的律师丈夫。他们结婚十年了，一直渴望有一个自己的孩子。可惜她年轻时因意外怀孕而流产，人流手术的刮宫对她的子宫内膜造成了难以修复的损伤。在与现任丈夫结婚后，两次怀孕都出现了宫外孕，不得已又切除了双侧输卵管。表面的光鲜亮丽无法弥补身体内部切实存在的创伤，每次查房提及这段往事，小霞都懊悔不已，苦笑道："当年做人流的时候，真没想到再怀孕是这么难！"是的，门诊碰到寻求人流的姑娘们，我总苦口婆心劝说她们，可鲜有人听得进去，少不更事总觉得自己还年轻，做人流手术不过就像一次静脉输液，没什么大不了的。我想，小霞当年大概也是如此。

小霞还患有风湿性心脏病（以下简称风心病），初中时接受过二尖瓣球囊扩张的手术治疗。自那以后，服用完一段时间的药物，大多时候小霞没觉得自己跟其他同龄人有何不同。"虽然偶尔活动后会感觉有些不适，但只要按时吃药，我跟其他人也没什么两样。"小霞提高了音量说道，似乎想证明自己的风心病只是个小毛病而已。然而，当小霞真正开始自己艰辛的求子之路时，她的心脏状况却成了最大的障碍。由于无法自然受孕，她来到了我们医院的生殖医学中心。"我一定要有个孩子，这是我最大的愿望！"小霞在生殖中心也经历过坎坷，医生在得知她是风心病患者后，很谨慎地联系了心外科专家为她评估心功能。很幸运，小霞目前的状况可以尝试怀孕，不过随着孕周的增加，谁也无法保证孕晚期她是否能耐受住日渐增加的循环血量对心脏的负荷。医生们商议后告知她："你目前的心脏状况可以尝试怀孕，但随着孕周的增加，我们无法保证你能顺利度过，心脏的负荷可能会超出承受范围。"小霞紧紧握住丈夫的手，下定决心："那就试试看吧，我想要一个可爱的宝宝！"困难一个接着一个，试管婴儿两次移植都失败了，她对自己充满了失望和自责，觉得自己无法拥有一个完整幸福的家庭了。所幸的是，在去年，她的第三次移植成功了！她和丈夫相拥而泣，眼泪中满含幸福。"我们终于要做父母了，终于要有一个属于自己的孩子了！"小霞激动地说着。然而，这只是她困难的开始，风心病就像一颗定时炸弹，不知何时会被引爆。

小霞目前虽然没有明显的不适感，但心脏超声还是提示了中重度二尖瓣和三尖瓣狭窄以及肺动脉高压，需要定期服用药物，以便控制炎症和血压。而怀孕对她也是一个持续的威胁，一方面会增加她的心脏负担，让血液循环变得更加困难，可能导致心力衰竭，甚至危及生命；另一方面会增加感染的风险，让心脏瓣膜更容易受到细菌的侵袭，可能导致心内膜炎，甚至危及胎儿的健康。此外，怀孕还会影响药物的选择，使她不能服用一些对胎儿有害的药物，可能导致病情恶化，甚至危及分娩。

备孕艰辛，怀胎更是不易。我们对小霞这位风心病患者格外警惕，明确交代了这次高危妊娠对她来说意味着什么。起初，小霞并不把我们的话放在心上，"我只是活动后偶尔感觉有些胸闷才来医院检查的，怎么你们说得这么严重？"她皱着眉头，满脸不解地看着我们。她的丈夫也附和道："孩子这么难得，我们怎么能轻易放弃？"两人坚持要继续尝试。在我们的不懈努力下，她终于接受了建议，入住高危产科病房，接受更为密切的监测和高等级护理。虽然一开始小霞十分抵触，不愿意多与医护人员交流病情："我觉得自己挺好的，你们真的不要吓我了。"但在我们耐心细致地解释、劝说以及列举和她类似情况的产妇治疗结局后，她渐渐放下了抗拒之心。丈夫紧握着小霞的手，坚定地说："医生，我们一定会配合治疗的，不管有多么困难，只要能保住小霞和孩子，我们都愿意做。"在后续治疗中，小霞规律地进行了一系列检查，包括心电图、超声心动图、血液检验、胎儿B超等，评估她的心脏功能和胎儿的发育情况。"结果怎么样？宝宝还好吗？"每次检查完，她总紧张地询问着。接着，我们给她调整了用药方案，包括抗生素、抗凝剂、利尿剂、β 受体阻滞剂等，控制她的感染、血栓、水肿、心衰等问题。"吃这么多药，对宝宝不会有什么影响吧？"小霞忧虑地问道。我们耐心地做出解释，并为她提供必要的生活指导，让她保持适当的运动，避免过度劳累，摄取足够的营养，保持良好的心情。"好的，我一定会按时吃药，多运动。为了孩子，我一定会挺到最后！"小霞坚定地说，丈夫也点头支持。

在我们高危产科病房的一个多月里，小霞经历了无数的困难和挑战，但她也收获了难得的欢乐和希望。她的心脏病虽然没有好转，但也没有恶化，胎儿虽然没有达到正常的体重，但也没有出现严重的异常。她的丈夫和家人一直陪伴在她的身边，给予了足够的爱和关怀，同事和朋友们也经常给她打电话，给她鼓励和祝福。小霞的心里，充满了对孩子的期待和渴望，她每天都会和孩子说话，告诉他她有多爱他，有多么想见到他。

然而，当她进入孕 31 周的时候，情况突然发生了变化。小霞开始出现心慌、气喘、胸闷、头晕等症状，血压也开始升高。我们最担心的事情还是发生了，她的心脏负担开始骤然加重。起初，当医生第一次解释小霞的高危状况时，小霞的丈夫还有些不以为意："看起来也没有那么严重吧，我们一直努力备孕、怀孕，到现在，总算看到了点胜利的曙光，医生你不要吓唬我们啊！"他满怀期待地握住妻子的手说："我相信只要你好好调理，就一定能顺利生下孩子的。"

但随着孕期不断向前推进，小霞的症状并没有好转，甚至出现了恶化。她的丈夫也渐渐开始焦虑和担忧起来。"医生说的风险我知道，但我们真的承受不了啊！万一出了什么意外，我该怎么办？"他独自在走廊焦灼地踱步，轻轻擦拭着眼角的泪水。最新做的超声心动图提示，她的心脏瓣膜缺陷更加严重了，心脏功能也明显下降。很显然，小霞的孕期已经到了极限，若继续待产，随时会有生命危险，必须尽快进行剖宫产，让宝宝提前出生。一开始听到这个消息，小霞是拒绝的，她说："我想再给孩子争取一些时间，让他在我肚子里多待一会儿。"她担忧地看着丈夫，仿佛在寻求支持。丈夫轻轻拥住她，说："要相信医生，我们一路走到今天不容易，你们两个都安全才是最重要的。"小霞眼眶红了，最终还是点了点头。经过多学科会诊，包括心内科、心外科及儿科在内的多位专家一致认为，现在是时候终止妊娠了。"尽管宝宝发育得没有足月胎儿那么成熟，但只有现在让他出来，才是对你俩综合考量后的最佳选择。"我们只能这样安慰她："你放心吧，我们医院新生儿科有着丰富的抢救早产儿的经验。"经过一夜的思想斗争，小霞终于在第二天做出了终止妊娠的艰难决定。

这天，手术间里聚集了一支近十人的医疗团队，包括产科主任、麻醉科主任以及新生儿科主任等，为小霞和她这来之不易的宝宝保驾护航。小霞的丈夫一直紧紧地握着她的手护送她到手术室门口，并叮嘱医生："一定要保住我的老婆和孩子，辛苦你们了！"为了避免影响到心脏功能，常规剖宫产所实施的腰－硬联合麻醉必须严格控制麻醉平面。胎儿娩出的过程也要十分谨慎，避免骤然影响到回心血量而加重她原本的心脏负担。终于，在大家的齐心协力下，手术过程很顺利，尽管宝宝的出生体重只有 1500 克，但他响亮的哭声响彻了整个手术间，所有人悬着的心总算放了下来。然而，小霞艰辛的求子路并没有到此结束，术后她被转到了重症监护病房（intensive care unit，ICU）接受更为严格的监护，而她的宝宝也因为早产被送到了新生儿重症监护室。

老天爷在跟小霞开了无数次玩笑后，这次终于选择站在了她这一边。小霞在 ICU 恢复得不错，第三天就转回了普通病房，也能开始下地走一走了。这天，我路过新生儿监护室门口，看到了小霞的身影。她的丈夫推着坐在轮椅上的她，透着窗户往里探望。护士看到他们，微笑着走了过来："你们的儿子很坚强，他的情况已经稳定了，你们可以进去看看，但是暂时不能抱他。"小霞点点头，感激地看着护士。进了监护室，她小心翼翼地靠近保温箱，轻轻地伸出手，触摸着宝宝的小脸、小手和小脚。宝宝似乎感受到了母亲不一样的温度，微微地动了一下，嘴角也露出了一丝笑容。小霞心里一暖，轻声地说："儿子，妈妈来了，妈妈爱你！你要加油，好好长大，我们会一直陪着你、保护你。"她的丈夫也走过来，紧紧抱住了她的肩膀："我们一定会陪伴你，直到你完全康复，我们一家三口都会平平安安的。"他们知道，宝宝未来还有很长的路要走，他们的生活也还有很多的困难要面对，但是他们也有了最大的动力、最坚强的信念、最深切的爱！

小霞是幸运的，尽管在备孕和孕期经历了无数次生命的挑战，但她从未放弃，靠着对孩子的无私爱意和丈夫的坚定支持，最终战胜了重重困难，迎来了新生命，这份执着和勇气让人为之触动。生命既脆弱又可贵，作为一名医生，我深切希望能够以更加智慧和温暖的方式，去帮助更多像小霞一样的患者，让她们感受到生命中温暖的力量。

生孩子前的鬼门关

丁一敏

"快陪 14 床去做检查。"

夜班刚开始，我就被林主任"打发出门"。14 床是刚从急诊科转过来的孕妇小兰，肚子痛得脸色煞白，话都说不完整。据她丈夫说，小兰从前天午饭后就开始肚子痛，不停地呕吐，吐到后来都是血，于是慌忙来了急诊。我一边嘱咐护士接上心电监护和氧气，一边打开报告单：淀粉酶、脂肪酶飙到 5000 多，超声报告显示胆囊充满结石。去放射科的路上，小兰咬紧牙关，努力不让自己在路上哭出来。她的丈夫一边安慰她，一边看向我，似乎想让我想想办法。出于穿着白大褂的使命感，我不得不说点什么："她现在试管婴儿双胎妊娠 12周，怀孕早期是胎儿生长发育的关键时期，能迅速控制病情并且缓解疼痛的药物没几个是 A 级（绝对安全）的，B、C、D 级药物都有可能造成胎儿发育不良甚至流产。"

"那能不用那些危险的药物吗？"小兰丈夫问。

看着面色煞白的夫妻俩，我一时不知该如何回答。"急性胰腺炎不是小毛病，A 级药物不一定能控制住她的病情。不过需要经过你们的书面许可，我们才能使用高级别的药物，就像刚才签署磁共振知情同意书一样，到时候主任会再和你们具体谈的。"小兰丈夫似懂非懂地点点头，抓住了妻子的手。

终于挨到放射科，做完检查的小兰已经汗如雨下，在林主任连环电话的催促下，小兰丈夫和我手忙脚乱地把她转移到另一张床上（过床），然后推到了内镜室。林主任招呼小兰丈夫一起看片子，解释道："你看从胆囊到胆总管几乎塞满了石头，胆囊里和肝脏分泌的胆汁都流不出来，导致胰腺炎发作。这么严重的结石不像是怀孕这两个月长出来的，孕前估计就有一些。现在我们不得不通过胃镜在这个堵死的路口放个支架，让她好受些，当然放支架后也有再堵住的风险。另外，急诊已经禁止她饮食了，我们会从中心静脉给她挂营养液。"

小兰丈夫连忙点头："怀孕前医生说可以切掉胆囊，当时小兰没敢动这个手术。主任，我们现在同意放支架。"

护士把小兰挪到手术床上做准备，林主任接着说："通常我们做这个操作需要用到造影剂确定胆管位置，造影剂是有放射性的，可能会对胎儿有影响。"

小兰丈夫面色一凝，说："那能不放这个支架吗？"

"她前几天来急诊的时候，我们也希望靠挂盐水稳住病情，可是现在炎症指标越来越高，不放支架恐怕很难渡过这一关。如果胆管位置长得好，而我们又足够幸运能通过盲摸找到开口，或许就用不到造影剂了。你怎么考虑？"林主任扶了把眼镜说道。

小兰丈夫回头看了眼手术床上痛得不断吸气的妻子，既挣扎又犹豫地说："好。"

"那签完字就到外面等吧。"林主任说。

透过内镜室的玻璃窗，我看到林主任慢慢进镜到十二指肠乳头，试着回抽。我屏住呼吸，突然值班电话响了，我只能离开去找电脑处理病房医嘱。等我返回内镜室的时候，看到小兰丈夫在外面坐着发愣，时针正好指向七点，林主任已经退镜了。

"抽到了吗？"我按捺不住地问护士，小兰丈夫也紧张地看着护士。

"抽到了，绿得很，没有用造影剂，林主任妙手回春。"护士开开心心地说完，准备去吃晚饭了。

"那可真是太好了！"小兰丈夫总算松了口气。

在陪夫妻俩回病房的路上，小兰丈夫问我："凭你们的经验，这两个小孩能保住吗？"

我沉默了一会，还是决定和他说实话："别看她现在放完支架人还好，也没影响到胎儿，但是他们完全没有度过危险期。我们作为医生希望给他们保驾护航，可就算是普通人得急性胰腺炎都可能进ICU，死亡率超过10%，更何况一个连用药都束手束脚的孕妇呢！往后一两周是最难的，你们得做好心理准备。"

果然，到了后半夜，护士给我打电话说，小兰又开始痛了。我到床边查看，发现小兰痛得几乎打滚，肚子按起来和之前差不多软，却不见她丈夫的身影。

"你先生呢？"

"他……回家拿衣服去了。"小兰气若游丝，仍要问我，"我的小孩会有事吗？"

"我们请产科医生看过了，你要对自己和宝宝有信心，给宝宝树立榜样，做个勇敢的妈妈。"说完，我连忙打电话给小兰丈夫，让他早点回来陪护，嘱咐他夜间多注意小兰的情况。回到值班室，我忽然感受到女人生活中不可避免的孤独感。虽然有家人可以分担痛苦和悲伤，但仍然有很多难熬的时刻需要自己扛。所谓"生孩子等于过鬼门关"，这期间的鬼门关又岂止将孩子生下来的那一刻呢。

后来几日，小兰胎儿超声都做了好几回，腹痛还是反复发作，她持续发热，炎症指标持续上升，酸碱代谢平衡开始紊乱。林主任牵头组织了多学科专家会诊，经过和小兰夫妻俩、小兰父母反复沟通，最终达成的一致意见是：先积极用 A、B 类药物，保证大人的生命安全，同时等第二天有床位后尽早转入 ICU。当天晚上查房，我发现小兰还打开电脑在办公，我惊讶地问边上陪护的小兰丈夫："她这是……好了吗？"

"没呢，她担心明天要去 ICU，把没做完的工作交接给同事。能不去 ICU 吗？她一个人去，没人陪，我不放心……"小兰丈夫在旁边絮絮叨叨。

"那肚子还痛吗？"我问。

"一阵阵痛。"小兰抬头朝我笑了笑说，"但感觉没之前那么痛了"。

第二天，ICU 给小兰预留了床位，不过小兰最终没用上这张床，因为她的体温奇迹般地往下降了，血气检查结果和腹部体征也比之前好转，虽然炎症指标有滞后性，还没完全下来。考虑到孕妇有家属陪伴更有利于恢复，林主任拍板，继续在病房观察。在查房到她隔壁床的时候，我看到小兰丈夫搀着小兰去洗手间，然后丈夫在门口等她，我想小兰丈夫应该是她渡过难关时不可或缺的辅助英雄。

再后来，小兰慢慢好起来，逐步恢复了无脂饮食，在妊娠第 14 周时顺利出院了。今年过年的时候，我正好在门诊值班，碰到了小兰的丈夫前来咨询问题，他询问的是胆管支架后续的处理事宜。在交谈过程中，他告诉了我一个好消息，小兰在上个月于我们医院的产科剖宫产下了一对儿女。说着说着，他眼里好像泛起了泪光，连声道："这怀孕生孩子真是太不容易了，都过了好几回鬼门关。"

谁说不是呢？

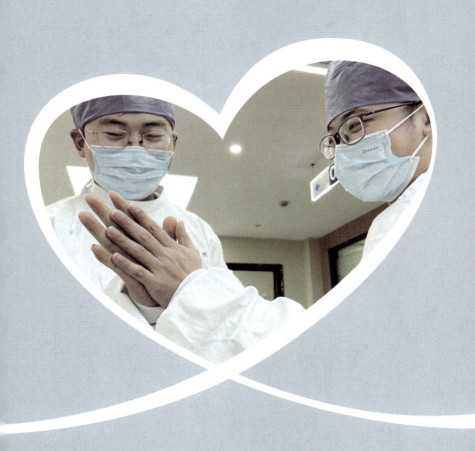

绽放微笑

医学人文心

黄萧瑜 摄

还她自信微笑

周佳琦

　　我是一名正畸科医生。前几天，我分管的患者小叶戴着保持器来复查，完美的咬合和自信的笑容还是和半年前矫治结束时一样。

　　还记得 3 年前和导师一起坐诊时，她那焦虑的样子。我点开就诊记录，外地患者、在科室多个医生组看过初诊，又挂了我们组的号，想必是个不好处理的患者。她小心翼翼地摘下活动假牙，说："李教授，我的两颗上颌侧切牙先天缺失，门牙旁边留下了两个空隙。我们当地医生建议成年后做种植，先给我做了个活动假牙，也戴了好多年了。"小叶清晰地述说着自己的症状，可见她对这个缺陷有多在意。她咧开嘴，想让我们看得更清楚。"本来这次是想来做种植的，可是种植科医生说空间不够，种不了，建议我来正畸科咨询一下。我又挂了两个医生的号，他们都不建议我正畸，说我现在的咬合很好，再考虑考虑。可是我这么年轻，实在不想一辈子戴着活动假牙……"说到一半，她委屈得快哭出来了。

　　"没事没事，别着急，我们先看一下你的情况。"我连忙安慰道。小叶先前在其他医生那就诊过，初诊需要做的检查都很完善了，我调出片子请李老师看，同时也看了一眼小叶的口内情况。

　　她的上颌先天缺失两颗侧切牙，缝隙大概是正常侧切牙的 1/2 ~ 2/3，确实放不下种植体。下颌也缺了一颗切牙，不过，下颌其他牙齿都排列得很整齐，没有留缝隙。由于上颌的余留间隙本来就小，在下颌缺了一颗前牙的情况下，前牙咬合关系还不错，尖牙磨牙也都是中性关系。从侧貌来看，上唇微突，但下唇还好，要想关闭间隙，下牙也需要内收，那么就需要拔牙。

　　但是拔哪个牙位好呢？常规拔除前磨牙的方案一定会导致后牙咬合关系不佳，而且也并不需要这么多间隙来内收。一时间，我也没了主意，只好看看李老师有什么高招了。

李老师看了看侧位片，又盯着口内照片思考了一会，招呼患者到电脑前，说道："小叶啊，你上门牙少了两颗，那要相应地减掉两颗下门牙，一一对应，这样前牙才能排成比较理想的咬合。既然下门牙已经先天缺了一颗，现在中线是没有对齐的，我们可以采用再拔掉一颗下门牙的方案。但这提供的间隙可能还不够，还需要给剩余的下门牙稍微"瘦瘦身"，也就是对牙釉质进行少量片切，减小牙齿的宽度，让下牙进一步内收，那么关闭上颌间隙时不至于受到下前牙的阻挡。这个方案能够在维持后牙咬合的情况下，把上颌的缝隙关闭掉。"

小姑娘眼里瞬间有了光，但对"片切"这个新概念有点陌生，问道："片切是磨牙齿吗，会对牙齿造成损害吗？"这是很多患者初次听到片切时的顾虑。我向她解释道："牙釉质是有一定厚度的，少量片磨不会有很大影响，一般每颗牙齿的一个邻面最多磨 0.25 毫米，我们还会对片切面进行抛光、涂氟。当然，你也要做好口腔卫生清洁，要使用牙线清洁牙齿邻面，防止蛀牙。"

李老师又问小叶："你对用什么类型的矫治器有想法吗？"小叶反问道："您看我这个情况适合用哪种呢？如果可以的话，我想用隐形矫治器，这样可以更美观一些。"李老师回答道："当然可以了，你这种情况其实更适合隐形矫治器，一来我们在数字化排牙的过程中可以再评估一下拔一颗下前牙的方案是否可行，另一方面隐形矫治器对外地患者比较友好，我们把牙齿移动的步骤设计好，你按照顺序来佩戴，可以 2~3 个月复诊一次，看看牙齿移动的效果是否需要调整，减少复诊的时间成本。"小叶听了非常高兴，在和她解释方案设计以及矫治器生产时间后，她踏上了回程的高铁，静待矫治器的到来。

后续方案模拟结果证实，李老师的想法是切实可行的。由于下前牙片切量有限，因此还需要采取一定的舌倾代偿措施来达到预期的矫正效果。在骨性Ⅲ类患者中，这种代偿很常见，也算是可以接受的结果。在和小叶确定了数字化治疗方案后，矫治器正式进入生产阶段。

两个月后，小叶如愿戴上了隐形矫治器。在粘接附件的同时我和她解释道："隐形矫治器还有个好处，就是在你拔了下前牙之后，相应的位置会有个假牙空泡，我们可以填点树脂进去，在间隙关闭期间别人也看不出你拔牙啦。"虽然正在操作时不能说话，但我还是能看出她眼角难掩的欣喜。她是个依从性非常好的患者，不用我提醒，初戴的时候就自备了咬胶，这是一种让隐形牙套与牙齿更贴合的辅助工具，看来在等待矫治器生产的这段时间，她做了不少功课。

不到两年的时间，小叶戴完了第一阶段的所有牙套，在疫情期间她也坚持拍照复诊，现在上颌的缺隙已经基本关闭，只是尖牙远中还有一点点小缝，不过，轴向还需要微调。我请李老师来看小叶的情况，李老师面带微笑地说："很不错嘛，万里长征已经完成90%了，接下来要做一些精调让结果更完美。"医生的鼓励对患者来说还是很重要的，在一次次正反馈中能够加强患者的依从性以及医患之间的信任。"李医生，可能你们从专业的角度看还有需要提升的地方，但我对这个结果已经很满意了，接下来，我还是会继续配合的，争取完美收官！"小叶话音刚落，我明显感觉到她已经和初诊时完全不一样了，改变的不仅仅是牙齿，还有心态和性格。

我们又追加了十多步矫治器来关闭牙列的散隙并调整前牙轴向。她还是一如既往地认真配合。又到了复诊日，我用牙线检查每个缝隙，口内观察各个牙齿的咬合，拍片确认牙根的平行度，最终，我露出自豪而欣喜的微笑说道："我觉得已经达到结束标准了，再请李老师确认一下哈。"李老师检查后也得出一致的结论。"你的牙套要毕业了，恭喜！"磨掉附件后，她感觉好不习惯，不习惯光滑的牙齿表面，不习惯以后不用频繁地坐高铁在两个城市间往返。

在结束同意书上她写下：很好，很满意！"当时看了很多医生，听了很多方案都不满意，感谢李医生在我非常焦虑的时候收治了我，并提出了我愿意尝试的方案，在整个治疗过程中，周医生也非常耐心、很好沟通，治疗过程轻松愉快，感谢大家！"

牙齿矫正虽不至于关乎生命，但也是锦上添花的工作，能在改善患者容貌的同时还能对其心态和气质产生深远的影响。对小叶来说，完成矫正意味着结束了曾经因牙齿不完美而感到困扰的时刻，也预示着一个充满自信、更加积极的生活新篇章的开启。于我而言，成功完成这样一例高难度的矫治是对医生生涯的积极暗示。这种成就感和满足感也激励着我在未来要不断学习和进步，为更多患者带来自信和力量。在多次求而不得的情况下，给患者一次尝试的希望和勇气，同时也会为我们带来惊喜。

迟来的感谢信

吴雁格

（一）

我是一名口腔正畸科医生。

"小吴，你之前的一个病人写了封感谢信给你。"

一个普通的工作日下午，我突然收到护士老师发过来的消息。随后附上一张照片，是病人手写的感谢信。

"非常感谢口腔医院以及王教授的医疗团队，感谢吴医生和范医生，不仅医术精湛，而且温柔又负责，治疗效果很好，我非常满意，也非常感激……"

我抿了抿嘴唇，心里涌起一股暖流。写感谢信的病人是邓姐。我不由回忆起邓姐初次就诊时的场景。

（二）

邓姐大概四十来岁，这个年纪的正畸病人并不多见。

她来医院的时候一直戴着口罩，和我们交流时也一直没摘。仅露出的眼睛里没有光彩，感觉很疲惫。

我们让她取下口罩检查口内情况，她突然有点激动地说："医生，我这个牙齿错乱好多年了，讲话都小心翼翼，尽量不露牙齿，也不敢大声笑。我是最近才在网上看到案例，原来通过正畸就可以把牙齿排整齐，我立马就来了。"言语里透露着她的迫切心情，像是抓到了一根"救命稻草"。

和她一起来的家属却显得比较平静，似乎并不在意。

王老师用口镜牵开她的上嘴唇，一眼看过去，右上前牙区的牙齿堆积在一起，一时间我也无法准确判断哪颗是哪颗，是多生牙还是乳牙滞留。

"先去拍个片吧，要看一下牙齿在骨头里的位置，以及牙根之间的关系。"王老师对她说。

"给她开个CBCT（cone beam computed tomograph，口腔颌面锥形束CT）。"王老师转过头来吩咐我。

（三）

CBCT显示，乳尖牙滞留，侧切牙唇向错位，牙根已经有轻度外吸收，尖牙扭转了近九十度、高位阻生，前磨牙近中倾斜，还有一颗畸形多生小牙。

看了一眼CT结果，王老师随即对我和邓姐说："没什么特别的，该怎么做就怎么做，那颗'3'（指尖牙）不一定牵得出来。"

"这两颗牙是多余的，我给你写一下转诊病历，可以直接去外科拔掉。然后，这颗牙可以尝试着从骨头里一点点地牵出来，比较费时间、费精力，而且并不能保证成功。"我一边指着影像一边跟邓姐及其家属解释道。

"好的，好的。"邓姐答应得非常爽快。

"我们也只能尽量牵，实在牵不出来可能只能选择拔除阻生牙，等后期再修复。"我露出为难的表情。矫治前与患者做好沟通是必要的，我不希望给患者百分百的承诺，免得她期望值过高。

"再怎么样也比现在好。"她的表情却显得很轻松，好像卸下了重担一般。

（四）

后来的复诊都是正畸常规治疗手段，整体而言，我们的相处很融洽。

"每次复诊回去都会痛个两三天，但这个疼痛我完全能接受。"问到她复诊间隔期间的状况，邓姐会非常理性地回答我。

拔除滞留乳牙和多生牙后，先排齐侧切牙和前磨牙，利用推簧推开间隙容纳尖牙，再通过外科手段开窗，牵引阻生尖牙。整个过程虽然缓慢，但也还算顺利。

"每隔一段时间,我都能发现我的牙齿有明显的变化!"邓姐偶尔也会突然发出这样的感慨,像个小孩子吃到糖一样兴奋。

在治疗过程中,我能感觉到邓姐整个人的状态都变好了,眼神有光了,话变多了,也开始有了笑容。

当时拥挤的牙已经排齐,阻生牙也已经牵出来了,邓姐对治疗效果非常满意,也经常对我表示感谢。

(五)

回过神来,再往下读邓姐的感谢信。

"另外,正畸之前,我由于工作原因总是在各个城市奔波,经常出差,一出差就是小半年,身心俱疲。由于正畸需要每月复诊,我开始尝试婉拒领导的一些项目要求,最后被调到了一个非一线岗位。虽然工资降了两成,但我反而能感觉到在这个城市安定了下来,能按时上下班,按时来复诊,也终于有时间陪伴我的家人了。"

好像是这样,正畸治疗早期,到了提前约定的时间,邓姐经常不能按时出现,反而是我一遍遍地催促她,联系她改约。后来,我的病人越来越多,也没再关注某一个特定病人的复诊间隔时间了。现在想来,邓姐好像确实在治疗中后期就很少再临时取消预约了。

和那些急诊手术、大小抢救相比,在外人看来,正畸治疗似乎显得有点"不痛不痒""无关紧要",但我没想到它能给病人的工作和生活带来这么大的改变。不光是排齐了牙齿,改善了病人的外表,更为他们带来了自身气质、生活态度、家庭状态的积极变化。看到邓姐的感谢信,慢慢回忆起她在治疗过程中的状态变化,我鼻子一酸,有些感动。

"谢谢马老师,"我立马微信回复了护士老师,"不忘初心,砥砺前行。"

唇齿间的爱

陈艳琪

我是一名口腔医师。

几天前，正在修复科规培的我，碰到了一张熟悉的面孔。那精致的妆容下，塌陷的脸颊却掩藏不住患者小婉这些年所经历的磨难。小婉今天是来做种植术后的二期手术，听到两三周后就可以戴上全部义齿的时候，那红润的小嘴微微翘起，这还是我第一次见她这么开心。

想起一年前第一次遇到她的时候。门诊的初诊患者很多，我刚看完上一个患者就被护士急匆匆叫过去写病历和检查下一名患者。过去时，她已经躺在牙椅上，她的丈夫抱着一个襁褓中的婴儿紧紧地站在她的身旁。正当我要开口询问病情时，却发现她大大的眼睛泛着红，眼眶周围还留存着明显的泪痕。这不同于往常的情景让我那冰冷的问诊话语，也瞬间被哽咽在了喉咙口。我抬头看了一眼她的丈夫，脸上、眼里也透露着莫名的悲伤感。"牙疼不是病，疼起来真要命"，在老百姓眼里，口腔疾病不同于大临床心肺肝胆胰对于性命的紧要性，因此，在口腔门诊遇到这样掉眼泪的情景，我还是第一次。

简单查阅了她以往的诊疗记录后才发现，就在今天早上，小婉刚于牙周科被确诊为牙周炎Ⅳ期C级（广泛性），除了两颗上颌尖牙Ⅰ°松动外，其余牙均为Ⅱ°和Ⅲ°松动。患者才25岁！正值花样年华，却要面临几乎全口牙的拔除，这突如其来的噩耗，无论是在生理上还是心理上，都让人难以接受。更让人心疼的是，小婉是产后半年，刚拥有一个半岁宝宝的她，本该幸福地享受三口之家的时光，却辗转多地就医。

"人活着才是最重要的，为了宝宝，为了你的小家庭，我们也要坚强起来。"第一次遇到这样情景的我，也不知该安慰什么，也不知这样的安慰是否会让患者舒服些。"来，请张开嘴，让我检查下口内的情况。"我轻柔地说道。

小婉擦去泪水，微微张口，但眼眶中的泪水仍不断地涌出，顺着此前的泪痕悄然滑下，她的鬓角也早已被泪水打湿。一个25岁的人的口腔，柔软但稍红肿的牙龈上并没有太多的软垢和牙结石，洁白通透的牙齿却异常地松动，口内多颗牙的牙根也都暴露将近二分之一。可想而知，这样的牙，患者在平常的生活中是十分痛苦的，连正常饭菜都难以嚼碎。

检查完口内情况后，临床导师结合CBCT和全景片，给出了两个治疗方案：一是保留上颌两颗尖牙，拔除其余牙后，下颌行all-on-6种植修复，上颌行类all-on-6种植的分段修复；二是拔除全口牙后行上下all-on-6种植修复。但因上下全口多颗牙种植的费用超过了小家庭的承受范围，并且仍处于哺乳期的患者拒绝了手术治疗。根据患者的实际情况，临床导师又增加了另一个治疗方案，他提出保留上颌两颗尖牙，拔除其余牙后，下颌行全口义齿修复，上颌行局部义齿修复。虽然义齿修复在费用上得到了小婉的认可，但得知义齿修复的异物感较重以及咀嚼效果不如种植牙后，小婉又止不住地掉眼泪。

在详细告知小婉和她丈夫三种治疗方案的流程、周期、费用以及治疗风险时，只见小婉无力地坐在沙发上，六颗大颗晶莹的泪珠不断打在她的膝盖上。她的丈夫一手抱着襁褓中的婴儿，一手不断轻抚着小婉的肩膀。"我们能否先回去考虑下，毕竟费用这么高，时间上也很长……"她的丈夫看了看小婉，低沉地问道。"可以，当然可以。"除了应和，本还想再说些安慰小婉的话，但看到她的那瞬间，却无语凝噎。看着她和她丈夫离去的背影，我突然想起长眠在纽约东北部萨拉纳克湖畔的爱德华·利文斯顿·特鲁多（Edward Livingston Trudeau）医生的墓志铭：To cure sometimes, to relieve often, to comfort always. 翻译成中文就是，有时是治愈，常常是帮助，总是去安慰。此刻，作为医生的无力感顿时涌上心头，我还能为她做些什么呢？

再次遇到小婉时，才得知最后小婉在家人的支持下选择了方案一的种植治疗，而如今她下颌已经戴上了临时种植牙，今日主要来做上颌后牙的二期手术，再过2~3周也将戴上上颌的临时种植牙。此前松动的两颗上颌尖牙经过牙周科医生的治疗，松动度大有改观。一年前的她，同样化着精致的眼妆，涂着口红，眼里却无光；今日的她，谈笑间充满着对未来生活的希望。

种植牙，被人们称作"人类的第三副牙齿"，其成功率在近10年内可达90%。由于其舒适美观、不伤及邻牙以及咀嚼功能较好，目前已成为牙列缺损

（或牙列缺失）的首选治疗方法。2023年4月，随着国家种植牙集采政策正式落地，种植牙正式告别动辄上万元一颗的时代。

由于种植材料的不断优化、种植价格的亲民化，以往许多疑难杂症也逐渐被攻克。重度牙周炎，此前一直是种植的相对禁忌证，其中以"广泛的邻面附着丧失，侵犯第一磨牙和切牙以外的牙数在三颗以上"为临床特征的侵袭性牙周炎（新分类为牙周炎Ⅳ期C级（广泛性））就是种植医生的噩梦。而小婉所患的正是侵袭性牙周炎（广泛性），以20~35岁女性为高发人群，进展快、危害大，因牙槽骨吸收严重而造成大量牙齿松动脱落；再加之，妊娠期雌激素升高，进一步加剧了疾病的进程。但随着基础与临床研究的不断发展，针对全口无牙或者半口无牙患者的"all-on-4"或"all-on-6"治疗方式取得的成功，为重度牙周炎患者带去了福音。该治疗方式只需4~6颗种植体就能完成半口牙修复，通常无须或少量植骨，而且植入种植体后可即刻负重。这不仅缩短了手术时间，减轻了创伤，还大大缩短了治疗周期，降低了手术费用，可满足患者术后当天或者一周内就能恢复咀嚼功能的愿望。

想到再过两三周小婉将重新拥有"健康的牙齿"，能像正常人一样品尝和咀嚼美食，我也从内心深处为她感到高兴。唇齿之间，方寸之地，却也关乎着全身多系统的健康。作为口腔医师，我们深知前方的路还很长，挑战也非常大，然而因为爱与理解，我们一直努力着！

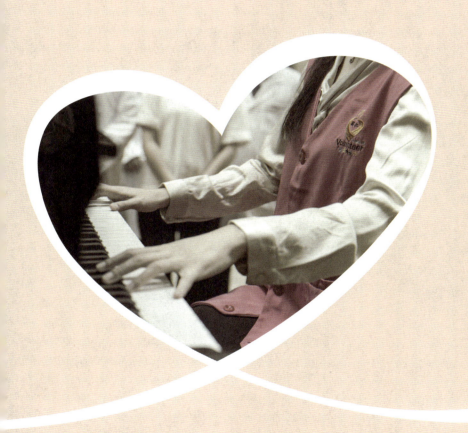

温情时刻

医学人文心

陆稼天 摄

都挺好

徐佳升

　　作为一位国内知名三甲医院的医生，每天的临床生活节奏紧凑而充实。近日，在风湿免疫科病房，我遇到了一位特殊的系统性硬化症患者——土根。

　　土根是在他的儿子路远的陪同下，从一个偏远的小村庄，花了 8 个多小时才赶到我们医院的。这是他第一次来我们医院就诊。我来到病床边，看到了一位沉默寡言的老人，他正从肩上卸下一个大大的包裹，身材显得有些瘦弱。土根今年 63 岁，一头短发几乎全部花白，脸上布满的皱纹似乎诉说着生活中的磨难。他身穿一件洗得有些发白的老款呢子上衣，整个人散发着沧桑感与衰老感。我快速和他交流了主要的病情、之前的诊疗经过并对他进行体格检查。我发现土根的一般状况较差，人很消瘦。他操着一口并不流利的普通话，夹杂着方言告诉我他的病情。他儿子路远在一旁解释后，我才知道了土根一直独居于乡下，4 个多月前他听说"蜂窝酒"能去除风湿，于是自己酿了一些，喝完后开始起病。

　　土根说："喝了那个酒后，我手脚的皮肤就开始有些瘙痒，然后硬化，皮肤上每天很多白色皮屑，慢慢变成了紫红色，肚子上也有块皮肤变得异常硬，发着蜡样的光。手已经无法握拳了，我就到当地诊所去看病，挂了些盐水，现在没那么痒了，但是手脚的皮肤越来越硬了，都干不了农活。最近几天还有些咳嗽，其他的……都挺好吧。"他的儿子路远说："他一个人住在老家，几个月前我就看他的手不对劲。他怕花钱，一直不肯上大医院看病，在当地诊所挂了盐水后没见好。前几天到县医院看了病，医生说他肌酐高，让我们去大医院看。"我没有打断他们，静静地倾听他们讲述病情，轻轻安慰土根道："您不用太担心，我们会尽快给你查清楚病因，早点治疗，帮你缓解病情。目前考虑你是系统性硬化，等明天检验结果出来，我们会对症治疗的，都会好起来的。"

土根听了轻轻地点点头，没有再说话，目光缓缓看向窗口的阳光，又看了看儿子，似乎有什么话到了嘴边，可不知怎的，终究还是沉默了下来。

我拿到检验结果，看到抗Scl-70、抗核抗体都呈阳性，肌酐312μmol/L，基本确定了系统性硬化症的诊断。我找到路远告诉他："我们怀疑你父亲是系统性硬化症，这种病目前没有特效药物可以治愈，只能长期用激素和免疫抑制剂来维持治疗、缓解病情。这虽不会影响他的预期寿命，但是我们发现他的肾脏有受损。我们会尽全力用药物治疗，但如果实在控制不住可能要进行血液透析；如果肾脏功能一直差下去的话，可能以后要长期维持血液透析了。从长期来看，这可不是一笔小费用，你看看当地，他的医保能不能报销？"路远听完我的话，愣了几秒，然后似乎下了很大决心，面色凝重地和我说："医生，你尽管先给他治疗吧，医保和费用的事情我会去想办法的。这几年我在外面打工还攒了一些钱，目前还能应付。长期治疗和费用的事情麻烦您先不要告诉我爸，他省了一辈子，要是知道以后要一直花钱治疗，他可能不会配合。"我轻轻点了点头，同意了路远的请求。

接下来几天，在药物治疗下，土根的症状逐渐得到缓解。他的手脚活动度有所恢复，咳嗽也明显减缓了，但偶尔还是有些高血钾情况出现，并且肌酐一直在300μmol/L左右，没能完全改善肾功能。我给土根使用了利尿剂，尿液的排泄量增加后，血钾恢复到了正常范围，肌酐水平也渐渐回落。高血钾问题得到缓解后，我继续以综合治疗策略来对患者进行诊治。激素和免疫抑制剂的联合应用成了主要治疗手段。激素能够减轻炎症反应和缓解皮肤硬化症状，而免疫抑制剂则可以调节患者的免疫系统，减轻自身免疫反应。联合用药下，土根的症状一天天缓解过来了。

到了临近出院那天，路远找到我，面色激动地说："医生，我问过当地医院了，您告诉我的几个药物和透析，当地医院也可以做，而且报销的比例还很大，我打算将我爸带到当地医院继续治疗。我就在当地找份工作，陪着他，这些年在外面，我很少能回去，不知不觉中，他已经慢慢老了。"说到这儿，他的眼角泛着一丝泪光。我如释重负地拍拍他的肩膀，微笑着说："好的，当地能治疗和报销真是件好事情，这个病不可怕，我相信有你陪在他身边，他一定会慢慢好起来的，加油！"路远听完我的话，重重点了下头，坚定地说："一定会的！"

　　到了出院这天早晨，我如常来到土根床边，问他有没有什么不舒服。这次土根微笑着咧开了嘴，脸上的皱纹舒展了不少："我都挺好的，没什么问题，多谢你了，医生！"这时，土根缓缓走向已经收拾好的行李，慢慢地拾起，他尽力挺了挺消瘦的肩膀，打算将来时的行李扛到肩头。这时，一只温暖的大手拖住了行李，路远看着土根轻声说道："爸，让我来吧，你歇歇。"土根愣了愣，连忙摆着手说："不用，这个包重，我来拿着，你拎两个小包就行。"路远按住了包裹，不容分说，一把将包扛到了自己肩上，对土根笑着说："爸，医生说了，现在你的情况都挺好，我们可以回家在当地医院再巩固下治疗，这个病大问题没有了，但我们后期不能掉以轻心，要积极治病，家里还等着你带孙子呢。"土根闻言，磕磕绊绊地说："好……不过，这咋还要回去治呢？这得花多少钱啊，我现在身体都挺好的，不用治了。"说完，土根又扭过脸对我说："医生，我这个病现在是治好了吧？"看着土根脸上殷切的希望与期盼的神情，我目光看向路远，路远脸上微笑着，轻轻地点头。我心中坦然释怀，微笑地告诉土根："老人家，你现在病情是暂时好了些，除了肌酐还有点高，其他指标都挺好！咱们也不要大意，回到老家，让你儿子陪着你在当地医院肾内科再看看，争取好上加好！"土根向我笑着点头，乐呵呵地说："好了就好，好了就好啊，我儿子他还要去上班，我好了，不用再耽搁他时间了。"路远忙对他说："爸，您放心吧，不耽搁事。现在外面上班工资也不高，除掉租房、吃饭，也攒不到多少钱，我想过了这几天就辞职回老家找工作，以后好好陪在您身边。您也不要一个人住老房子了，搬过来和我们一起住！"土根惊讶中带着些许欣喜，立马又问："这不会耽搁你前途吧，爸还不老，可以自己照顾自己，再说这些年我一个人也住习惯了。"路远不等土根说完，忙告诉他："不耽搁事，现在老家也有很多工作机会，我回去也能发展，您就不用担心了。爸，我们抓紧办完出院手续回家吧，家里人还在等着我们呢！"土根颤巍巍地回答道："好……那也好，我们回家去。"

　　在出院前，我给土根和路远写了一份详细的康复指导和健康教育材料，以便他们能够在当地继续维持良好的治疗效果和生活方式。为了尽量减轻他们的经济负担，我这几天与临床药师积极沟通，结合病情找到了几款医保可以报销的廉价药物，写给他们，请当地医院参考。两人忙对我说谢谢，收拾好东西，路远扛着东西，陪在土根旁边，缓缓向院外走去。在阳光下，路远肩上的包裹很大，但他脸上似乎透着一股轻松，挺直了腰背，大步向前走去。土根在一旁，看着儿子，仿佛也年轻了不少，紧跟着路远向院外走去，还不忘回身向我摆摆手。我微笑着，挥手向他们告别，看着一老一少两父子向院外的阳光走去，我想：他们一定会走到阳光下，走到更温暖的家乡，就这样怀着爱向前走吧。前方，都挺好！

　　土根和路远的故事在这告一段落，而我将和同事们一起继续走在收治患者的路上。土根的疾病或许在医学角度上并不属于疑难杂症的范畴，而生活给他们的磨砺困苦，以及他们面对困境相互扶持的真情，让我总是能够忆起这对携手走向阳光的父子。他们让我感悟到，人世间比药物更治愈的是真心的关爱与守护，是默默为所爱之人负重而行。作为医者，我们何其有幸，能够亲身参与其中，伸出援手，陪伴他们走过一段艰难的岁月，走向充满希望的旅程。我想，当我们渐渐老去，回首我们与患者一路走来的故事时，大概也会微笑且幸福地自语一句："挺好，这样一辈子，也都挺好！"

优质病人

胡　洁

　　我是一名整形外科医生。

　　那是一个周一的早晨，按工作流程我得给这周住院的病人办手续，也就是询问病史和开展术前检查。于是，趁着吃早饭的间隙，我询问了身边的医疗助理："这周等会儿来的是个什么病人？"

　　"是唇裂二期修复加肋软骨隆鼻。"小助理边啃玉米边回答我。接着，她凑到我身旁小声道："不过，那个人面诊时就很怪，可能还不确定要不要给她做呢！"

　　此言一出，我心里更没底，忙问她："怎么个奇怪法？""也说不上来"，小助理皱着眉嘟囔，"好像对手术费很纠结，等你见到她就知道了。"话音刚落，她就被叫去忙活了。

　　这没头没尾的两句话，让我更忐忑了。正出神时，"是到这里找叶组的胡医生吗？"一声鼻音浓重的询问把我拉回了现实，抬起头，就看见了她。

　　她是个极为瘦小的女生，打扮得很酷。她穿着宽大且不合身的连帽卫衣和阔腿裤，留着极短的头发，还戴着口罩，鸭舌帽的帽沿被她压得很低，低到几乎看不到她的眼睛，只能看到那染成红色的发尾和左耳上连排的耳钉。然而，即便她有着这样一副看似洒脱不羁的装扮，可从她的声音中，我依然能听出那份谨小慎微。"难道是这种独特风格的装扮吓到了小助理？"我在心里暗忖。然而，无论患者有多么怪异，该做的工作也得按流程走。我暂时放下了对这"奇怪"的探寻，照例开始询问她的病史。没想到，越问心里就越打鼓。

　　这是一位来自偏远山区的患者，刚满19岁，现正在浙江某县城的一家工厂做流水线工人。这样看来，她对治疗费用的关注是合情合理的，她的经济状况应该不宽裕。

　　根据她的描述，小时候做了唇裂一期修复的公益手术，这在当时是较为普遍的。我请她摘下口罩便于让我仔细观察和记录查体情况。尽管她眼神飘忽，还透露着犹豫，但还是缓缓把口罩拿下，抬起头正面对着我。

　　这是较为典型的唇裂一期修复术后的面容。尽管明显的红白唇裂隙已经闭合，但上唇左右不对称且伴有凹陷增宽的问题依然显著，人中处的手术瘢痕明明白白地彰显着她的病史。更为显眼的是唇裂伴发的鼻畸形：患侧鼻基底塌陷，鼻尖、鼻小柱偏斜，鼻孔矮趴，鼻背扁塌。"确实是一眼就会被看出有畸形的程度啊。"我在心里默默想着，带着一丝同情和惋惜。

　　在仔细记录上述查体内容后，我接着询问。"现在可以戴上口罩了吗？"她轻声但急迫地问道。在得到肯定的回答后，她动作迅速地用口罩再次把下半张脸遮住，并松了口气。

　　"有做过其他什么手术吗？""嗯。"在短暂停顿后，"人流手术算吗？三年前做过。"这个回答让我的心一紧。尽管有些武断，但根据自己的社会经验，从外表看，她挺符合性少数人群的特征。虽然打扮得像男孩子也不代表她不能有男朋友，但一个出生于偏远闭塞的山区，早早辍学打工的女生，会在校园和社会中遇到多少难题是可以被想象的。在结合了她的个人史后，我的脑洞里已经描绘出了一幅令人稍感唏嘘的画面。

　　不过，再怎么样也都是过去式了，对于当下的手术影响不大，该进入正题了。"你这个手术说大不大，说小也不小，但毕竟是全麻手术，你家里人会来陪护吧？"我停下敲击键盘的手，转头望着她。"医生，他们不来，我和家里已经断绝来往了。"她回答道。

　　我内心突然警笛大作，心想不妙，这个患者身上的"雷"可不少。

　　没错，整形外科医生有时候就是那么"胆小"。因为整形外科临床经验告诫我，正确合理的医患互选是多么重要，尤其要了解病人的真实愿望和动机，认识医生自身的局限性，以及明确治疗目的和预期疗效。简言之，接受整形的患者大多不会有生命危险，更多的是为了改善外貌，不是非得要做。且因为自费，患者容易对结果抱有过高的期待。因此，一旦决定手术，就必须进行充分的术前沟通，以便调整患者的预期，否则必定少不了医疗纠纷。

　　整形相关的医疗纠纷，想必大家也听说过不少。有些是医方为了牟利，自身水平不足却强行开展手术，就像没金刚钻却硬揽瓷器活，导致手术效果差，甚至危及患者生命安全。但更多的纠纷是由于沟通不足，患者对整形效果认知不清，抱有不切实际的幻想，过于挑剔，进而质疑医生的医术和医德。

一句话，就是选择比努力更重要，规避风险已经形成条件反射。

显而易见，我们最想要的病人，应该是文化水平较高，认知理解能力在线，经济条件优渥，对价格不那么敏感，人际关系简单稳定，社会支持充足的"优质病人"。

而我眼前的这位病人，显然与上述条件毫不相符。

但作为低年资医生，"遇事不决先汇报"是铭记于心的准则。听了我的转述，主任思忖了片刻道："那就明确告诉她，全麻手术得有个人陪，至少要让家里人知道。或者告诉她，手术费至少要三万，看她怎么想。这些小女孩，有时候也只是一时冲动。这种到时候要是真有纠纷就麻烦了。"小心驶得万年船，主任行事是十分周全的，我不禁暗暗佩服。

"确保安全，合理劝退。"在明确领导指示后，我回到诊室，摆开架势一条条和她抒："首先这是个全麻手术，你还要取肋软骨，取得不顺利可能会胸膜破裂甚至要抢救。虽然这个概率不大，但是我们一般都要家属陪同，还要签知情同意书的。你一个人，还和家里断绝来往，我们怎么敢给你做手术呢？"

我盯着她的眼睛，她却低下头不回应。我只能接着说："其次，手术效果评估既有客观方面，也有主观方面，我们会在满足长期安全的前提下尽可能帮你改善外观，但一次手术是不可能修到完美的，你这么严重的畸形也不可能完全纠正，更不可能比正常人还漂亮，对于这一点，你能理解吗？"她轻轻点了点头，但还是低着头不说话。

看来她对于手术效果的认知还是比较到位的。我换了更为缓和的语气对她说："而且，这个手术挺复杂的，要拿你自己的肋软骨做支架支撑你的鼻头、鼻小柱、鼻基底，把你鼻孔尽可能地修对称，鼻背抬高，还要重新切缝人中和嘴唇的瘢痕，让上唇对称起来，再怎么样也得好几万呢。"我停顿片刻，"你一个人工作存钱也不容易吧，做手术还得请一两周的假，这些你都考虑过了吗？"

她低着头攥着长长的卫衣袖，久久不作回答。这样下去也不是个事儿，我只能率先打破沉默，但话还没说出口，她就抬起头来，眼里闪着泪光说："胡医生，我真的很想做这个手术，你们能不能帮帮我？"

这句话仿佛是她背后故事的缩影，慢慢地，她诉说起自己的过往。在一期手术之后，随着她的生长发育，唇裂继发鼻畸形在她脸上愈发明显地展现出来，"丑八怪"是她专属的绰号，而校园社交的困难也可想而知。所以她渴望再做一次矫正手术，却换来妈妈的嘲讽："你在做什么梦，家里哪还有闲钱给你做手术。"家庭关爱的缺失让她既痛苦又迷惘。在这种折磨下，她选择辍学离开家乡，跟着一群号称要带她打工的"朋友"四处漂泊，直到一年前才在某地落脚。

"医生，我存够了钱，也已经请好假了，我真的很想做这个手术，只要能让我比现在看起来好一点，能让我看起来更接近正常人一些就行。"伴随她带着哭腔的话语，泪花也早已越过口罩，滴落在卫衣上、裤腿上，以及那双磨损明显的运动鞋上。

窗外传来初夏的蝉鸣声，室内阳光满溢，穿着白大褂的我已微微出汗了，而她将整个人包裹得如此严实，也许，她只是渴望能面对阳光吧。

她很需要帮助，这是明确的。在这个"颜值即正义"的时代，有多少人因为脸上多了几颗痘而忧愁不已。更不论作为整形医生，会习惯性地观察自己和身边人，也会时不时做一些大大小小的"改善项目"。将心比心，这样的畸形要是发生在自己身上，难道就能置之不理，泰然自若吗？

那么，我们能帮到她吗？从技术上来说，我们能达到她对最终效果的合理期待；从经济上来说，她已做好足够的金钱和时间准备；从伦理上来说，尽管家人缺席，但她作为一名认知健全的成年人，慎重地做出了选择，我们理应尊重她。那还剩什么障碍横亘其中呢？

"应该是我们自己的胆怯吧。"望着窗外湛蓝的天空，我在心里作出了回答。

是的，因为她与我们想要的"优质病人"相去甚远。我们害怕她做完手术交不上治疗费；害怕她对医疗风险理解不到位；害怕她期望极高，不满意术后效果，甚至投诉，要求退费；也害怕她那所谓断绝了来往的家人，会在出现不论大还是小的医疗问题后凭空出现，大张旗鼓地来"讨说法"。

不过这些也都是假设，就像天天挂在嘴边的"可能风险"一样，是一种概率事件。然而，眼前她脸上的痛苦、委屈、渴望、无助和真诚，是百分之百的。

选择权又回到我的手上。在一定概率的危险和百分百的安慰与帮助之间，在回味分析与她交流的真切感受之后，我以一名整形医生的身份，"狂妄"地选择了后者。

"治病救人"，难道不是性命攸关的病痛，作为医生就可以轻易地选择退缩吗？即使无法百分百修正畸形，对精神的疗愈就没有价值了吗？答案应该是显而易见的。

明确了这些后，剩下的就是尽一切所能降低这所谓"危险"的概率！

"那好吧，既然你意志这么坚定，准备也很充足，我们可以帮你做手术，但你也要积极配合，尽量规范流程。"我笑着说道，更想活跃这稍显凝重的气氛。"最好联系一位亲属，我们电话沟通一下做到知情同意，以防万一。"我补充说道。

"好，"她在微信里滑动了几下，说："我联系一下姨娘。"虽然眼里还是噙着泪花，但现在闪烁着的似乎已经是希望和喜悦了。

手术进行得很顺利，按照原定设计，患侧的上唇、人中瘢痕都完成了改型，鼻子形态也得到了改善。在把肋软骨支架放进她鼻背下后，主任笑着感叹道："这个病人，说不敢给她做吧，但她又确实很需要，挺可怜的小女孩。看看这样多好，样子好看了不少，她也应该会高兴的。"当整形医生的最大的满足感，也许就体现在这一刻吧。

术后换药时，我来到病房。"感觉怎么样？"我边帮她消毒伤口边问。她含含糊糊地说了句什么。看着被海绵填塞着的鼻孔和肿胀的嘴唇，我不好意思道："忘了你现在不方便说话了，没事，最难的已经过去了，好好恢复期待效果吧。"她用力点头，眼里有释然的笑意。

术后一周复查，我也很期待她的效果。"胡医生！"她在诊室门口张望着和我打招呼。她今天没戴帽子，红色的头发长长了些，也褪成了橘粉色。

"回去怎么样？"话音未落，她已经摘下了口罩，而眼前的景象让我需要深呼吸，尽管切口都已经基本长好了，但四周散布着好几个红肿的小脓包！

整形科医生对切口良好愈合的执念可能是其他人难以理解的，但毕竟我们费尽心思，用更小更隐蔽的切口、在更困难的视野暴露下进行精细操作，就是为了尽量减小瘢痕。一旦发生感染，不仅可能引起切口愈合不良，甚至会影响局部形态，结果可能是灾难性的。我的心里瞬间下起倾盆大雨，术前那"狂妄"的决定、自以为是"小概率"的风险，走马灯似地在脑海中闪回。但眼前的她自然是浑然不知。

我只好稍作镇定，不动声色地问："回去有好好消毒切口吗？有没有吃好睡好？本来就瘦，做了手术要多补充营养的。""我平时就吃得少，做完手术更不想吃，就住在酒店里，饿了吃点饼干。"她扑闪着眼睛，天真地看着我说道。

"这怎么行呢，身体修复需要蛋白质，要多吃肉、蛋、奶、蔬菜和水果，你这样不吃身体抵抗力会下降，是不利于切口恢复的，到时候可能还会影响手术效果。"我无奈地说道。心想，这样基础的营养学知识，难道在当今社会的普及还远远不够吗？

"这样啊，真不好意思，我都不知道呢。"她皱着眉低声说道，"会很严重吗？"看着她忧虑的表情，我叹了口气安慰道："那倒不一定，今天拆线以后要继续好好消毒，等炎症退下去了，记得一定要遵医嘱补充营养，知道了吗？"

"好，"她干脆利落地回答，皱起的眉也舒展了，"谢谢你，胡医生，我不懂这些，平时都乱吃。回去以后我会做到的，不会让我们的辛苦白费。"

我的心像被什么揪了一下，也许，是"我们"这个词。

在工作中，"我们"可以指各级、各科医生之间，可以指医护之间，甚至可以拓宽范围到更多不同工种的同事之间。但有多少时候，我们愿意或敢用这个词指代医患之间呢？看病是医疗行为，更是人际交流行为，和患者建立疗愈性关系是我们的道德责任。有时候，用药物和手术进行治疗，是远远不够的。

拆完线，她走了，肩负着"我们"作为伙伴的共同期许……

术后两个月，她来到门诊复查。在候诊区，她叫住了我。她的头发变得更长了并且完全褪成了金黄色。不过这次，没有鸭舌帽，也没有口罩，有的只是腼腆的笑容。"是术后有什么问题吗？"尽管她看着不错，出于职业习惯我还是谨慎地问道。"没有问题。"她笑着回答，"只是打算回老家那边了，想再来复查一下，也想再来谢谢你们。"

回到办公室，盛夏的烈日透过窗户照在身上，我又有些微微出汗了。小助理跑进来激动地拍拍我的肩膀说："那个是唇裂鼻畸形的病人吗？她做完手术真的改善很多！"

打开手机，闲聊群里有人发消息："最近全是重病人，累得要死。真羡慕整形外科呀，可以挑病人，爱做不做！"我回复了一个"微笑"的表情，也很好地传达了此刻的心情。

远处，传来同事发愁的嘀咕声："今天门诊又来了一个不怎么'优质'的病人，要不要收进来啊？"

健康的意义

王钦湫

医院的夜晚总是显得特别宁静，尤其是当灯光透过窗户洒在地板上，勾勒出一片安详的景象。医院的呼叫铃声在寂静中响起，预示着一场医学征程即将开始。

我是一名消化内科医生。办公室里灯光昏黄，我正坐在桌前整理最新的病历，突然间，一阵紧急的脚步声传来。门被推开了，一位护士焦急地喊着："医生，急诊抢救室转来一位急性胰腺炎患者，情况不容乐观，需要您立刻过去！"我抬头看着护士，她眼中透露着焦虑和期待。我立即站起，披上白大褂，紧随其后离开了办公室。

抵达病房，病床上躺着一位憔悴的中年男子。他面容苍白，额头已经被汗水打湿，手紧紧地捂着上腹部。他的症状始于5小时前的腹胀，伴随后背脊柱正中的不适感和轻微恶心。但当时他没有腹痛，也没有发热、腹泻以及其他不适症状，血常规和超敏C反应蛋白结果均未显示出明显异常。然而，全腹增强CT提示，胆总管下端可疑稍高密度，胰腺头部周围少许渗出，可能存在急性胰腺炎。

我迅速向病人及其家属了解了病情。病人告诉我他曾经患有慢性胰腺炎。顿时，我紧皱眉头，深吸一口气，开始仔细审视他的病历。

"慢性胰腺炎……这次的急性发作为什么这么严重？"我自语着，心中升起一丝疑虑。

紧急的治疗开始，我停止了病人所有的饮食饮水，进行充分的液体复苏，同时用生长抑素抑制了胰腺的分泌，并对症止痛，稳定生命体征。每一秒都显得极其宝贵，我深知时间是在与我们作对。

慢性胰腺炎是一种持续性的疾病，而急性发作则往往是由患者平时不良的生活习惯引起的。我在心中默默地思索着患者的生活方式，试图找到这次急性发作的根源。

"慢性胰腺炎、不规律的生活习惯、工作压力……"我轻声念着，试图将这些因素串联起来。患者的工作生活或许是一个关键点，我深知现代社会的快节奏和高强度工作对人的身体健康有着巨大的影响。

仔细研究病历后，我发现张明（该病人的化名）的工作是一家高科技公司的项目经理，工作时常需要加班，长期的高强度工作让他饱受压力之苦，加之不规律的生活作息和饮食，这或许是他患上慢性胰腺炎，并导致急性发作的主要原因。

"这不仅是一场单纯的病症治疗，更是一场对患者生活方式的调整和提醒。"我在心中下了这样的结论。医学不仅仅是治疗疾病，更是关注患者整体健康的综合性学科。我决定在治疗的同时，也要向患者传递健康的生活理念。

我决定亲自和患者谈谈。"张先生，我了解到您的工作生活可能是导致这次急性发作的原因之一。我们在治疗的同时，也需要考虑到您的生活方式是否对身体健康有影响。"我坐在床边，与张明进行着真诚而深入的交谈。

张明苦涩地笑了笑，说："医生，我一直觉得工作忙碌是应该的，没想到会导致这么严重的身体问题。"

我耐心地解释道："每个人的生活都有很多压力，但我们也需要学会保护好自己的身体。长期的高强度工作和不规律的生活习惯，会给身体带来负担。我们需要好好珍惜身体。"

我与张明分享了一些关于健康生活的建议，包括规律的作息、科学的饮食、适度的运动等。他在聆听的过程中逐渐展露出对健康的渴望，愿意为了改善生活方式而努力。

在那次交谈中，我不仅仅是一名医生，更像是他的一位朋友。我明白，在现代社会，许多人都在为生计奔波，却忽略了对自己身体的关爱。作为医生，我的责任不仅仅是治疗疾病，更要引导患者迈向健康的人生。在治疗过程中，我不断与患者和家属沟通，关心他们的生活状态，为他们提供更全面的健康建议。这也是我作为医生，对患者负责的表现。

在医学的征程中，我一直坚信，治愈一个患者不仅仅是关于病理学和药理学的知识，更是关于人性的理解和关怀。张明的康复旅程不仅改变了他个人的生活，也让我对医学的使命有了更加深刻的领悟。

随着时间的推移，张明成功度过了急性胰腺炎最危重的前2周，腹痛得到缓解。于是，我们开始了康复的下一个阶段，不仅对胰腺周围的渗出进行了引流，还利用空肠营养管保证病人的营养恢复。我在查房时，与他和他的家人进行了深入的沟通。在这个过程中，我不仅是医生，更是一位倾听者。

"医生，我真心感谢您。我们平时工作都很忙，为了养育孩子、赡养父母，平时没日没夜地加班，很少顾及自己的健康状况。我丈夫此次实在疼痛难忍，才不得已来医院治疗。我们之前并不了解胰腺炎是致命的疾病，如果不是您善意的提醒，我们永远不会改变生活方式和观念，也可能会因此酿下苦果。"张明的妻子感慨地说道，她的眼中充满了感激。

我谦虚地回应："感谢你们的信任，治疗是一个团队合作，有了你们的支持，我们更有信心为患者治好病痛。"

在与他的家人交流的过程中，我领悟到张明的康复不仅仅是医疗手段的作用，更离不开他家人的陪伴和支持。他的孩子们在他康复的过程中成了他的力量源泉，每天给他带来欢笑和温馨。

"在这个过程中，我发现家庭的力量是无穷的。"张明的妻子说："我们从您这里得到了很多的启示，也学到了如何更好地关心家人的身体健康。"

这个时候，我体会到了医者的责任不仅仅是治疗疾病，更是引导患者过上更健康的生活。我决定与他们分享一些更为全面的健康建议，包括饮食、运动、心理健康等方面。

张明的家人认真地听着，时不时地点头表示理解。在这个过程中，我感受到了家庭的团结和对健康的共同关切。这让我意识到，医学工作不仅仅是在医院中进行，更是需要扩展到社区和家庭，让更多的人能够受益。

他对自己的生活有了新的认识，对工作和生活的平衡有了更多的思考。他表示，这次的病痛是他人生中的一次警钟，让他明白了生命的脆弱，也让他更加珍惜眼前的幸福。"医生，我决定要更好地照顾自己。"张明坚定地说。我微笑着回应："康复是一个过程，您已经恢复得很好。同时，也要记得，我们医生是您的朋友和伙伴，有任何问题都可以随时和我们沟通。"在这个过程中，我不仅仅是医生，更像是一位朋友，我看到了患者与家人的团结，看到了他们对于健康的期许，也看到了医生在引导患者健康生活方面的责任。

夜已深，我走出病房，看着窗外的星空。在医学的征程中，我深感医生的职责不仅仅是治疗疾病，更是引导患者走向健康。每一个患者都是一个生命，都值得我们用心去呵护。

在他即将出院的时候，他的家人送来了一束鲜花和一张手写的感谢卡。卡片上写满了他们对我的感激之情，以及对医生的无限敬意。

我默默地接过卡片，心中涌动着莫名的感动。这份感激不仅仅是对我个人，更是对整个医疗团队的认可。我们每一个医生，都是这场医学征程中不可或缺的一环。

日复一日，我继续着在医院的工作。每一个患者都是一段特殊的故事，而每一个故事都让我对医学的奥妙有了更深的领悟。患者们的信任和微笑，是我前行的动力。

在这个不断变化的医学领域，我深感医者的责任是无穷的。除了治疗病症，我们更要关注患者的整体健康，引导他们建立积极的生活方式。这是一种责任，也是一种担当。

时间过得飞快，我依然是那名默默守护在患者身边的医生。每一天都是新的开始，每一个患者都是新的挑战。而在这个过程中，我深知医学是一个需要不断学习的领域，我努力保持对知识的渴望，以更好地服务患者。张明已经出院了，但我知道这只是一个开始。他将在外面继续自己的生活，而我将在医院继续默默付出。这个故事或许只是医学征程中的一段小插曲，但对我而言，每一段小插曲都是对医者使命的履行。

心跳

李更丰

  我是一名临床医生，每天按部就班地往返于家和医院之间，集中精力完成临床工作。在完成一天的预定任务后，迎来疲惫的收工和内心的成就感。

  那天，一切如常，秋日的杭城舒适了不少，不知不觉间街头巷尾已有零星桂花开放，连空气都渐渐香了起来。街道上的行人步履匆匆，我捎上早饭，直奔心内科病区，参加例行的早晨交班。

  "10床，今天下午1点半直立倾斜试验，需要医生陪同……"护士老师交班道。"小李啊，10床老爷爷年纪大了，你是管床医生，下午的检查你陪同，多留意他的状况。"同组的曹主任耐心地嘱咐我。

  裘爷爷是因为晕厥入院的，从发病到现在，已经有过两次晕厥。来到我们这里以前，他的家人已经带着他辗转于多家医院检查，都没有找到明确的原因。虽已年逾古稀，但裘爷爷身体硬朗，步伐也挺矫健，与我们交谈的时候，总是回以淳朴爽朗的笑容，丝毫察觉不出眼前的这位老爷爷有什么异样。

  本着安全高效和人文关怀的原则，一些有创的、对患者存在潜在危险的检查，通常会留到最后进行。在心脏超声、24小时动态心电图、24小时动态血压、脑电图等一系列检查后，结果回报都没有提示任何的异常，今天的直立倾斜试验对裘爷爷及其家人来说是尤为重要的。

  按照预约的时间节点，护工黄阿姨推着轮椅来到病房。裘爷爷和他的女儿已经早早做好了准备，我带上检查需要用到的硝酸甘油片和检查申请单，便一起出发了。护工黄阿姨对医院各项检查所在的地点，甚至一些位置偏僻的部门，都了如指掌。我们很快到达了要开展检查的诊室。"这是一个诱发性的检查，检查过程中会出现晕厥的体验，但我们会密切监测，确保安全的。"诊室的老师们像往常一样交代试验的细节以及可能出现的意外情况，"如果同意的话，就在这里签字"。

在告知了试验的注意事项后，我们把裘爷爷固定在试验床上平卧15分钟，同时进行心电图和血压的监测，以便完整记录试验过程中心电图和血压的变化，之后裘爷爷被试验装置直立。为防止试验过程中可能出现的突发状况，在裘爷爷舌下含服硝酸甘油片之前，护士老师就推来了抢救车以备不时之需。

考虑到病人年纪较大，以及试验过程中的诸多不确定性因素，我全程聚精会神地关注着裘爷爷的身体状态。含服硝酸甘油片没一会儿，裘爷爷心率开始下行，血压下降。"晕了，晕了！"一阵阵熟悉的头晕感让裘爷爷小声嚷嚷起来。出于安全考虑，我们立刻调整试验床到平面的位置。在平卧休整片刻后，裘爷爷头晕黑蒙的情况稍有好转。

"试验阳性，和之前两次发作的晕厥感受一样吗？"

"一样，一样！就是这个感觉。"

在完成一系列针对心脏、头颅、神经等方面的检查后，裘爷爷最终被诊断为血管迷走性晕厥。几个月时间奔波于各大医院，总算得到一个明显的异常结果，裘爷爷和女儿显然松了一口气。

"大伯，试验结束了，试着咳嗽一声，动动腿，动动手，再躺会儿，血压心率快点升上来就可以回去啦。"试验诊室的老师拍拍裘爷爷的手。等待裘爷爷血压心率有所恢复，我们便呼叫护工黄阿姨护送裘爷爷返回病房。然而正当我们为找到病因松一口气的时候，意外发生了！轮椅还没推行到电梯口，裘爷爷已经双眼朦胧，脸色苍白，头歪向一侧，有些意识不清了。"李医生，不行不行，我爸又要晕了。"裘爷爷的女儿焦急万分，用自己的身体尽力支撑起父亲几近晕厥下垂的脑袋。

此时此刻我必须冷静下来，迅速做出判断。我抓起裘爷爷的腕部，触诊桡动脉，发现脉搏非常微弱。"暂缓返回病房，立刻就地处置！"我冷静且大声地说。

我们立刻推着轮椅，找到附近可平卧的诊室，几人合力将近乎晕厥的裘爷爷搬上查体床。附近的护士老师们也帮忙拿来茶水、糖果让病人口服，同时推来心电监护仪，评测血压、心率等情况。而我后背也已经出了一身汗，浸湿的白大衣紧紧贴在身上。万幸的是，裘爷爷缓和过来了，冲着我们微笑，眼神中满是感激。在确认裘爷爷的情况稳定后，我立刻拿出手机，拨通了同组医生的电话，在同事的帮忙下，给裘爷爷医嘱下一袋立刻送达的葡萄糖氯化钠注射液到病房，以备后续使用。

情况缓和之后，护工黄阿姨、裘爷爷女儿和我三人一起用平车护送裘爷爷回病房。也许是路途中推床带来的摇晃、颠簸、旋转，裘爷爷又感觉到头晕不适。我们一边安抚病人的情绪，一边尽力平稳快速地护送病人回病房。回到病房后，我们立刻安排心电监护、卧床休息，并加快静脉输液，以确保裘爷爷的生命体征平稳。虽然裘爷爷的身体还是有些疲软，但是精神状态、面色已经缓和多了。裘爷爷和他女儿看到我们忙前忙后，自始至终都没有一声抱怨，很是感动，总是连声道谢。

回到科室，我在办公室电脑前坐了下来，看了看时钟，秒针滴答滴答、按部就班地走着，这多么像一个人的心跳啊，清脆而有力。倘若下午处置不及时，强行返回病房，路途中后果不堪设想，或许这有力的心跳将戛然而止。也许是出于一个医者的下意识和责任感，每隔一会儿我还会到裘爷爷的床边，查看情况。

下班回家之后，裘爷爷的突发情况依旧在我的脑海中挥之不去，回忆起白天倾斜试验室的老师告诉我：可能是老年人迷走神经张力高，血管调节能力不佳所致，而他们也是第一次碰到这样的情况。我在各个医学相关网站进行检索，查阅指南共识，遗憾的是，血管迷走性晕厥目前为止没有确切可靠的治疗方法。尽管如此，国内外的各个指南也给出了一些相关的健康指导建议，我悉数记在心上。

裘爷爷在医院继续休整了两天后，身体状况已有了好转。当我再次来到他的病床边时，时间已经过去了一个周末。在他临出院之际，我把与这个疾病相关的注意事项以及健康教育内容逐一告知："以后啊，要多喝水，适当吃咸一点，平时在家要注意通风，出门避免长时间久站、避免劳累，要随身带水、糖，有什么不适呢，就赶紧坐下来或者找个地方躺下来休息，好不好？""这个毛病没有特效的治疗方法，只能预防和控制。"

虽然不可根治，但总归找到了原因。裘爷爷和他女儿并没有焦虑失望，而是一直冲着我微笑。"好的，谢谢小李医生，那天多亏你全程陪同，现在我们知道原因了，就不害怕，以后就知道怎么有针对性地预防，找不到原因心里很焦虑的，现在总算水落石出了。"裘爷爷一如既往憨厚慈祥地微笑，仿佛什么都没有发生过。

裘爷爷的女儿也感激地看着我，眼神中的信任触动着我，这也许就是医者的价值所在吧！年轻医生注定要经历许多惊心动魄才能逐渐成长，以备在从医生涯的任何时刻都能做出清晰理性的临床判断，挽救患者于危难之际。我也渐渐懂得那些在成长中的苦涩与挣扎，那些在医生中代代相传、不易道出，却又必须经历的沉重与艰辛。

又是一个日暮下班时，医院近乎开放的大门，笔直绵长的通道，矗立着的"济人寿世"红色牌坊，在落日的余晖下显得格外夺目。像往常一样，这是一个不完美但是完满的医疗结局。

【血管迷走性晕厥】

血管迷走性晕厥是不明原因晕厥中最常见的一种类型，表现为动脉血压降低伴短暂意识丧失，通常能自行恢复并无神经定位体征，是一种常见但复杂的临床疾病。其发病与贝-亚反射、压力感受器敏感性降低、心脏自主神经调节异常等相关。其诊断依赖全面的病史采集、体格检查、心电图检查、直立倾斜试验和长时程心电监测。

目前以预防发作为主，通过生活方式的干预，如增加水分和盐的摄入量以及进行物理降压操作。如无禁忌证，每天可摄入 2~2.5 升的液体及 6~9 克盐。物理反压动作包括上身或下身（或两者）的肌肉收缩，以升高血压并缓解先兆晕厥症状。这些物理反压动作的例子包括双腿交叉伴肌肉紧绷、蹲下、手臂紧绷、等量握拳运动，以及颈部屈曲。

当保守治疗无效时，可以采用药物治疗，包括 α 受体激动剂、氟氢可得松、β 受体阻滞剂等，但疗效不确切。另外，还可考虑心脏起搏治疗和心脏神经节丛消融治疗。

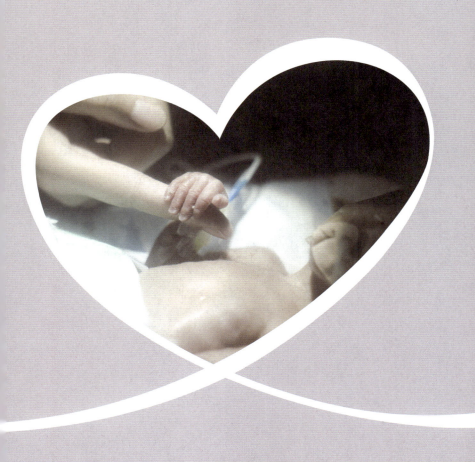

破茧成蝶

医学人文心

王玥云 摄

倔强之光

马慧健

 我是一名血液科医生。血液科最常见也最令人心痛的疾病之一，就是白血病。这里，白血病如一只无形的巨兽，悄无声息地吞噬着生命的活力，将患者的时光囚禁于化疗、高热与感染的无尽循环中。他们在绝望与希望的缝隙间徘徊，体验着生命的脆弱与顽强。

 某日，病房迎来了一位特殊的访客——小杰，一个正值青春年华，身高近一米八的阳光少年。他的脸庞苍白如雪，眼神清澈却带着几分不易察觉的疲惫。与他同行的，是他那看似岁月无痕，实则内心焦虑不安的母亲。她紧握着小杰的手，与小杰惨淡的面色形成鲜明对比的是她通红湿润的脸，眼中满是忧虑与无助。

 "医生，我儿子最近总是喊累，还经常发烧，整个人一点精神也没有……"小杰的母亲语气急切，眼中满是担忧。

 我翻看了小杰外院及门诊的检验检查报告，心中已然有了几分猜测。白细胞疯涨，血红蛋白与血小板数量暴跌，这一切都指向了一个可能的诊断——白血病。虽然见过许多例类似的患者，但我仍感到强烈的沮丧、沉痛和惋惜。我保持自己声音的平静和专业："我们需要做进一步检查，来确认诊断。"

 随后的日子里，我们为小杰安排了骨髓穿刺等一系列检查，最终，不出意外是急性淋巴细胞性白血病。这个结果如同一张冰冷的判决书，击中了这个原本充满欢声笑语的家庭。小杰的父母面对这突如其来的变故，显得无所适从。

 "医生，我们该怎么办？"小杰父亲的语气中带着几分颤抖与无助。

 我尽力用平和的语气解释道："白血病虽凶猛，但并非不可战胜。我们会根据小杰的病情制定最合适的治疗方案，尽最大的努力让他恢复健康。"

 治疗之路漫长而艰辛。小杰首次接受化疗时，尽管药物滴入的速度已调至最慢，可那种化疗药物带来的痛苦依然是巨大的。然而，他仍展现出了超乎常人的坚强与勇敢。每日查房时，他总能用那阳光般明媚的笑容驱散我心中的阴霾。他告诉我，尽管考虑到诸多不便与风险，一旦病情好转，他仍然要去日本留学。小杰的母亲虽满是心疼，却未曾有过劝阻之意，因为她知道那是儿子心中的梦想与希望。

然而，白血病的治疗之路充满了挑战和不确定性。第一周期的化疗结束后，小杰和其他病人一样，出现了骨髓抑制。2天后，小杰出现了肺部感染。这对小杰和他的家人来说，既是一次沉重打击，也是一个巨大的挑战。在这个过程中，我不仅是他的管床医生，也成了他们家庭的支持者和倾听者。我能做的，只有倾听和默默祈祷，希望小杰能够顺利渡过这个难关，并能顺利地渡过未来的每一个难关。

一个值班的深夜，我被紧急唤醒。到床边时，小杰正坐在病床上大口喘气，每一口呼吸都显得异常艰难。小杰的妈妈在病床边急得眼泪汪汪，看向我说："医生，他胸闷得厉害，快救救他！"我迅速查看他的生命体征，氧饱和度数值虽高，但他胸廓的起伏让人心中一沉。忽然，他咳嗽了一声，小杰妈妈忙用纸巾来接，小杰"呸"的一声，小杰妈妈迅速包裹住小杰吐出的痰，拿开去。小杰问："妈，我是不是咳血了？"小杰妈妈连忙摇头说："没有……"我看见了，粉红色泡沫样痰。我张了张嘴，欲言又止。是的，他的情况急转直下。我一边呼叫二唤老师，一边拿出听诊器，听诊小杰的肺部和心脏。左右病床的病人都已经沉沉睡去，平稳地呼吸着。而那个晚上，我和二唤老师一夜未眠。最终小杰转入了ICU病房。

再后来的一天下午，小杰的母亲突然来到病房办公室，她满脸憔悴，眼睛红肿。她听说，丙种球蛋白或许对小杰有帮助，带着哭腔向我求助。看着进入办公室的病人数量在不断增加，小杰妈妈不断打断我与其他病人的交流，一时间我也感到心烦意乱。她说，小杰是她前半生的一切。我被触动了，停下了手里的活，拍了拍她的肩膀，说："相信小杰，他一定会好起来。"

随着时间的推移，小杰的病情有了一些好转。他的白细胞计数开始稳定，身体状况也逐渐得到改善。每当看到这样的进展，我和他的家人都会感到欣慰。但是，白血病的治疗是一个长期的过程，我们都知道这只是暂时的胜利。

"医生，不管怎样，我一定要坚持到出国。"小杰的眼中闪烁着年轻人特有的光芒。

　　一个年仅 16 岁的少年面对白血病时所展现出的那种坚强与勇敢令人动容。人生的起点我们无法选择，但如何走好每一步却掌握在自己的手中。小杰用他的实际行动诠释了这一点。他用自己的坚强与勇敢战胜了病魔的侵袭，也让我们看到了生命的顽强与不屈。

　　时间就这样一天天过去，小杰的病情也在慢慢好转。经过几个疗程的治疗，他的病情终于进入了缓解期。虽然还需要定期复查和维持治疗，但至少现在，他可以暂时离开医院，回到正常的生活中。终于到了小杰出院的日子，他和他的母亲脸上洋溢着难以抑制的喜悦与幸福。离开医院时，小杰的父母不停地向每一位医护人员道谢，看得出来，他们的眼中充满了感激与敬意。

　　"医生，谢谢你。"小杰的母亲对我说。

　　我回应道："这是我们应该做的，小杰会越来越好的。"

　　小杰离开医院的那一刻，我心情复杂。看着他走出医院的背影，我知道这个小男孩虽然经历了无数的磨难，但他的人生之路才刚刚开始。

我们不能失去这个独子

王 萍

　　某个夏日的午后，阳光炙烤着地表。突然，一阵越来越急促且带着微微啜泣的语调，一下子引起了我的注意。我扭头一看，一对中年夫妻在跟我们医疗团队的肖主任谈话，大抵是在讨论他们儿子的救治方案。"我们就这么一个儿子，医生您一定要想办法救救他，他是我们全家的指望啊……"说话的正是一位中年男人，他穿着一件深蓝色的短袖，身形瘦削，神情憔悴且焦虑。他希望能从肖主任嘴里得到一个肯定的答复，类似于"一定能渡过这个难关"这些字眼。我刚进入血液科不久，目睹的大都是老年人所患的一些血液恶性疾病，可从这对夫妻年龄来推断，他们儿子也就 20 岁左右，年纪轻轻不至于这么不幸吧。

　　我疑惑之下打开他们儿子小雷的检查记录单，发现血三系（白细胞、红细胞、血小板）明显偏低，其中血小板只有 $8 \times 10^9/L$，这种情况下，即使没有碰撞跌倒，绝对卧床，身体器官也可能自发出血且难以止血。更糟糕的是，头颅 CT 已显示，颅内多处小血肿。这是一例年轻的白血病患者，病情危急，时刻要与死神作斗争。不幸中的万幸，这个男孩子白血病分型诊断为 M3 型，虽极为凶险，生死可能就在一瞬间，但却又是唯一可治愈的亚型。也就是说，只要熬过这道坎，依然是个健康人。看到这些结果，我稍稍舒了一口气，至少小雷生的希望比其他分型的白血病患者要大得多。

　　作为血液专科医生，我自告奋勇担任小雷的管床医生。走进病房，只见他母亲埋着头小心地擦干水果（查房时跟家属交代过，尽量吃干净的食物，避免感染），额前一缕头发垂下来，略微遮盖了岁月侵蚀的眼角；小雷则穿着一件白色短袖，侧着身子躺在床上，一只胳膊弯曲着枕在头下，另一只胳膊举着手机，一边看手机一边跟他妈妈聊天。小雷给人的印象就是一位高高瘦瘦、阳光白净的大学生。虽有颅内多发出血灶，好在没涉及大脑重要功能区，人也没太多不适症状。小雷讲话慢条斯理，声音软软的，向我耐心地叙述着发病以来的经过。当我问到哪里不舒服时，他放下手机，思索了片刻，微微笑道："就嘴里感觉到时不时有血腥味，有痰，带红血丝……其他还行的。"在一旁削水果的小雷妈妈听了顿时着急了，放下手中的水果摇摇小雷的手说："你有不舒服的多跟医生讲讲，嘴里牙齿出血的地方给医生看看，少看手机。"小雷听后朝我笑笑："我爸妈他们现在压力太大了，管得严……我都说过不要太担心了。"见此情景，我不禁暗自感慨，可怜天下父母心，突如其来的白血病诊断如同一把利剑，刺破了他们这十几年来幸福平静的日子。得知病情的父母早已心急如焚，对美好生活的信念如山崩塌；而小雷面对疾病与生死，并没有一蹶不振，我看到的更多的是他的乐观坦然，同时也在尽力宽慰绝望的父母。小雷的父亲是镇上的一名小学教师，母亲开了家文具店，小雷如今刚考上大学，和周围同学关系处得都很不错，同学们听说小雷住院了纷纷想来献血。这么年轻的生命，竟然被凶险的M3型白血病盯上，只觉得心疼。我又很庆幸自己是个医生，或许能为他们做点什么。

大致了解病情后，见他父母困倦地坐在陪客椅上，若有所思地望向窗外，神情黯然……我希望尽己所能开导他们，于是我结合书本所学和肖主任讲课的内容，用通俗易懂的语言描述了M3型白血病的疾病演变过程，以及治疗所分的三个阶段，包括诱导缓解治疗、缓解后巩固治疗以及维持治疗。小雷目前属于高危病人，诱导方案首选维甲酸＋砷剂＋化疗；这一方案使用1个月后，大约90%以上的病人能达到完全缓解（1个月内死亡率大约为5%~10%），但在这期间需要警惕凝血功能障碍和出血症状，尤其是颅内出血，来势凶猛，预后极差，故需每日监测凝血功能，必要时需输血治疗。通过积极治疗若能避免早期死亡，则一般预后较好，大多可治愈。即使他们已经听肖主任讲过一遍了，但听到"可治愈"的字眼，神情一下子又明朗起来，语调上扬表示赞同，连声"嗯嗯嗯"。他们急迫地提醒我道："小雷学校里的同学都愿意来献血，血库没有的话我们去动员；我们就指望他平安渡过这关……"他们仿佛在深不见底的深渊里看到一束希望的光，而这道光也是他们支撑下去的唯一力量。此时，我才领悟到医患沟通在临床疾病诊治过程中的重要性，尤其是在血液科，很多疾病无法彻底治愈，但耐心细致的沟通讲解仍能在很大程度上缓解患者的痛苦，尤其是精神上的压力。"有时是治愈，常常是帮助，总是去安慰。"既神圣，又质朴。治愈、帮助、安慰，对于医生来说，是沉甸甸的6个词！

确诊后的治疗方案很快就执行了，经典且唯一的双诱导方案，全反式维甲酸联合砷剂治疗，但事情往往并不能尽如人意。行治疗方案的第三天，再次复查头颅CT，显示血肿较入院时有增大、新发。小雷的父亲，此时再也绷不住了，布满红血丝的双眼噙满泪水，眼眶比之前更加深邃，这么多天的沧桑雕刻在每一道加深的皱纹里。除了小雷的父母，他的爷爷奶奶也赶过来了，握紧肖主任的手，带着哭腔请求道："肖医生，这段时间真的劳烦您多费心了，只要是有助于缓解病情的，我们都支持，就担心小雷脑子里这些新的出血灶会不会突然加剧？这些药多久起效？"肖主任沉重地点点头，扶了下镜框解释道："目前用药是国际公认且最有效的方案了，不光你们家属，我们脑海里也时刻紧绷着这根弦，但药物在骨髓起效还没这么快，得等。在等的过程中，随时可能再发新的出血灶损害到大脑重要功能区，甚至直接心跳呼吸骤停不给我们抢救时间，这是我们最不愿意看到的；但我们会及时关注小雷的最新病情进展，尽最大努力争取时间达到诱导分化的转归结果；目前我们能做的就是用上强效止血药；努力争取血小板、血浆输注增强自身凝血功能；同时请神经内外科会诊，但目前还没有达到手术指征，我们也不希望小雷铤而走险；我们虽然不能肯定小雷一定会顺利渡过这道坎儿，但我们肯定会采取一切积极措施预防出血的，其他只能交给时间了，也请你们家属积极配合我们。"小雷父亲用掌心拭干泪水，想再说什么，却只是紧紧握住了肖主任的手，不停地点头。这段时间里，全体医护人员仍然绷紧着弦，新来的管床小护士更是频繁地在患者床边巡视，生怕错过了出血危象的第一抢救时间。日常护理工作的冗杂并没有让护士疏于照看每位病人的病情。家属也是心理压力巨大，一个个漫漫长夜几乎没怎么合过眼，皱纹在这几天里加深了许多，仿佛雕刻了人生的沧桑。他们会频繁跟主任医师沟通最新病情变化及后续的治疗方案，重复无数次的"挺过这关就无性命之忧"是他们唯一能稀释当下痛苦的安慰剂。他们对医生更多的是信任，并没有因为药物的延迟起效去责怪任何一个人，这也为医生全心全力制定治疗方案奠定基础。从我们医疗团队的角度来说，尽管每天要花很多的时间去沟通疏导，但大家都很耐心，毕竟良好的医患沟通需要的是医生的换位思考，设身处地体会病人的所思所想，才能使治疗顺利进行。

　　好在方案进行 6 天后，小伙子的凝血功能稳步提升，颅内血肿缩小无新发，外周血象也是诱导分化的有效表征。每个人心里压着的那块大石头总算稍稍落地，目前迹象表明，死神在远离，我们取得了初步的胜利。后续的治疗就如预想一样，一切都在往好的方向发展。出院那天，小雷依然是穿着白色短袖，站在母亲跟前明显高了一个头，俨然一个帅气阳光的大学生，依旧是微微笑着，相信他经过这几天生死攸关的考验，对生命、对人生会有更深刻的领悟。小雷的父母愁容不再，父亲脸上那灿烂的笑容却难以掩盖头上扎眼的一根根白发，替他们高兴之余也为他们的遭遇感到一阵阵心酸。临走前，我再次嘱咐了回去的注意事项以及用药情况。小雷母亲耐心听着，语重心长道："谢谢你，王医生。这么多天来麻烦你太多次啦！我们这些天很焦虑，因为对这个病不像你们这么了解，但也确确实实感受到你们急患者所急的心意。你们技术过硬，我们很信赖你们，还好遇到了你们！"小雷母亲的这番话，给在临床工作的我增强了信心和动力，也让我深刻领会到从医的意义。

　　感谢这段经历让我实践了书本所学，也坚定了我对医学的信心，枯燥无味的学术此刻在我眼里变得有意义起来，求知的心态、探索的精神以及大胆的尝试，也许就能够给病人带来生的希望。不要放弃每一个学习的机会；面对每一个平凡而简单的日子，不要失去对生活的热情；面对种种苦恼，不要抱怨人情世故的冷暖。希望这个曾经徘徊在死神边缘的男孩能平安无忧地度过这一生，从此一马平川。

医生的责任

童玲筱

"选择医生这个职业，就意味着我们要过负有责任的生活。那么，问题在于，接过这份责任之后，我们该怎样做好这份工作。"《医生的精进》楔子中的这句话，是我入职医生这一职业的思索，也似乎在我的工作对象——一群群患儿身上得到了一丝答案。

吃播粉丝团

"姐姐，请你让我们做你的吃播观众。"

"姐姐，你能大口吃并发出脆脆的声音吗？"

"姐姐，我以前爱吃烤肉味的披萨，你这个是什么口味的呀？"

"吃播粉丝团"整整齐齐地坐在我对面，叽叽喳喳地说个不停。

这是我在血液科值夜班时发生的场景。肯定是我点的必胜客披萨外卖香味远飘，引来了病房里"吃播粉丝团"三人组。她们有着一样的光光的脑袋，重复做着吞咽动作，圆圆的眼睛正看着大快朵颐的我。这群孩子处于不同的化疗阶段，由于病情需要保持洁净饮食，家长一般在医院周边租房自备三餐，外卖对血液科病人而言非常遥远。因此，"吃播现场版"极受欢迎，虽味道缺席，但色香已全。

"姐姐，中考加油发带能送我吗？"10岁的"粉丝团团长"丽丽（化名）问道，那条必胜客附送的红色发带已戴至她的额头。她说："希望我中考时能吃一个榴莲披萨"。准备"下播"的我一时难以回答，有一些心疼与内疚。

16床的小吃货小黄（化名）有一些社恐，并没有加入"吃播粉丝团"的活动,但每次查房时总能看到他小小的身子顶着圆圆光光的大脑袋端端正正地坐在他的小桌板前,沉浸于吃播视频中,一位韩国博主在镜头前夸张地吃着炸鸡,"嘎吱嘎吱"酥脆的声音实在诱人。经过多次查房,我们发现小黄其实循环播放同一个吃播视频,视频本身只有十几秒。小黄是个患有急性淋巴细胞白血病的孩子,当时正因"脓毒血症"在血液科住院治疗。他曾问我炸鸡是什么味道的,我支支吾吾地说炸鸡比他吃的小药片稍微甜一点点,他将信将疑地看着我,又转向那个堆满炸鸡块的屏幕。后来小黄去了上海治疗,再之后我也出科未再回去,不知他是否已鉴别出我的谎言,吃上了他心心念念的美味。

崩溃后的勇敢

也是一次夜班,白班收治的新病人的父亲尚未回病房,未在大病历以及 72 小时谈话记录表上签字,多次联系未能接通。这位新病人齐齐(化名)因为头晕查出血象异常,考虑可能是白血病便收治入院做进一步检查和治疗。白天,我和家长解释病情时,家长听到一半便跑了出去。眼看时间快到晚上 10 点了,我正打算向上级医生汇报,这时,一位穿着一身黑色衣服的男人来到办公室,衣服湿了一大片,"医生……签字吧!"声音沙哑,带着无奈。眼泪从他的眼角流出,但很快被胳膊拭去,"医生,治愈率高吗?""急性淋巴细胞白血病治愈率在 70% 左右。"我顿了顿,还是说出了残忍的下半句:"但是,整个治疗过程是曲折的。"我尝试给他纸巾,他拒绝了。我对他说:"现在首先要做的是打起精神,充满希望!"

他试图礼貌地挤出一丝微笑,但最终失败了,眼里通红,把头埋了下去,"我想不通,真的想不通,昨天他还在学校学习,今天我们却在……"声音几近哽咽,小到只能听到办公室时钟的"嘀嗒"声。在失联的几个小时里,他也许在热闹的西湖边,绝望地看着来来往往的人群,埋怨命运的不公;也可能在脑海中给齐齐的疾病拟了无数个结局;也可能已经崩溃了无数次,但最终还是收拾心情、回到医院办公室,用尽全身力气并鼓足所有勇气说出有力量的三个字"签字吧"。

签完字,他起身跟我说道:"辛苦你们了,拜托你们了!"然后努力稳定情绪，但我还是看到他走出办公室门口时，那颤抖的肩膀和仰着的头……

第二天在给齐齐做腰椎穿刺时，齐齐说他和爸爸今早去逛了西湖，这是给他今天勇敢地接受腰椎穿刺的奖励。结束时，父亲抱着齐齐走出了操作间。"爸爸，我今天没哭。"齐齐说。"嗯，明天再带你去看西湖！"爸爸说。

无数次的骨穿、腰穿，无数次的发热、休克，血液科病房里的小患者们是如此勇敢，而在他们背后，是同样坚强的家长。纵使他们一开始恐惧痛苦，但是他们不得不一夜之间变强大，给孩子依偎的肩膀，给未来光和希望。

阳光下的向日葵

18 床木木床边的窗台外多了一束鲜花，黄色的向日葵在其中格外显眼。木木说是早上班主任代表全班同学来看望了他。

木木是一个非常帅气的初中生，拥有一个高高的鼻梁。我在血液科轮转遇见他时他已确诊急性髓系白血病 M2 型 3 个多月，这次是因为化疗后骨髓抑制入院。两天前，他因感染性休克刚从死神身边被抢救回来，现在他的全身长满了红色皮疹。他一直拒绝理发，几次化疗让他渐渐暴露出一撮一撮的头皮。

他的妈妈在病房门外轻轻地问我们，家里最近新买了一个衣柜，木木的白血病是否和衣柜有关。这位母亲可能在每一个难眠的夜晚辗转反侧，脑海里搜寻点点滴滴自己孩子得病的原因，无时无刻不在内疚自责，就仿佛是自己导致孩子的不幸，而相信这比相信孩子自身命运的不幸在某种程度上能让这位母亲轻松一些。

阳光下的向日葵依旧绚烂，在层流床里的木木隔着层流罩不知能否看到这一抹鲜艳。他的母亲给花朵每天换一次水，悉心照料着，等着木木不再需要层流环境的那一刻，希望他能看到向日葵生命的绚烂。

生命何其脆弱，又何其坚强！血液科的孩子是生活在"罩子"里的小孩，而我们和他们的父母就是制造保护罩的人。看着一个个孩子、一个个家庭在疾病攻击下挣扎向前，我更能理解何谓医生的责任：用仁心仁术，陪伴患者甚至他们的家庭度过痛苦时光，直至到达希望的彼岸。

徐梦的新生

魏　敏

　　我是一名乳腺外科医生。早上七点三十分，伴随着早查房的脚步，科室里繁忙又平凡的一天开始了。

　　但今天也是一个略显不平凡的一天。来医院的患者大多步履匆匆，衣着朴素，苍白劳累的面庞上挂着问询医生治疗方案时小心谨慎的微笑。不过，此时从门口走来一位面容精致的女患者，名叫徐梦（化名），年纪不到 40 岁，化着精致的妆容。

　　在我初步了解病情后，王南主治医生就开始给这位患者术前谈话了，这也是平日里我们井然有序工作中的一部分。在王医生查看她的检查结果，触诊乳腺后，告知她有两种方案可以选择。第一种方案是保乳手术，把肿瘤切掉的同时尽可能保留大部分的乳腺组织，同时术中根据前哨淋巴结情况，决定是否行腋窝淋巴结清扫。她的肿瘤比较大，乳腺缺损严重，如果对形态有追求，则可以选择背阔肌重建或假体植入。另外一种方案是左乳全乳切除手术，需要将整个乳腺全部切掉，术后左侧胸壁不仅失去美丽的乳房，变成平坦的胸壁，还会留下一条难看的瘢痕。不过，术后同样可以通过假体置入来维持造型。一阵沉默之后，她扭过头，默默擦起眼泪，但眼泪越擦越流。

　　"要做这么复杂的手术吗？还有其他方案吗？"她哽咽地问道。

　　"保乳手术和全乳切除术，这两种是最适合你的方案，考虑到你的肿块位置不理想，为了减少复发概率，我们优先推荐全乳切除术。术中我们会查看你的乳头乳晕的切缘情况，如果肿瘤没有侵犯，会尝试保留乳头乳晕，这样后期假体放入后会更加美观。"王医生回复道。

　　"我在网上查看，可以用麦默通做微创旋切，现在很多医院也开展了这个手术，是不是你们这里技术不够？"她咄咄逼人地问道。话虽然不中听，但可以理解，毕竟没有一个爱美的女性愿意在承受大手术风险的同时失去乳房。

"你的肿瘤大，并且在钼靶显像中有多个钙化灶，麦默通机器只能切掉2厘米内的小肿瘤。显然，微创手术不适合你，而且，刀头也切不动钙化灶。不过你放心，术后置入假体，基本可以维持和原先类似的效果。"王医生耐心地解释道。

"好，那我就选全乳切除手术。"她快速地做出了决定。

我有一丝惊讶，因为通常决定是不是要做手术，选择什么手术方式，是需要一段时间的内心纠结和思考的，看来她是一个雷厉风行和果敢决绝的人。在签字的时候，我可以看到她的手在轻抖，想必内心并没有这么云淡风轻。

"医生，我不明白自己为什么会得这个病？我还这么年轻，儿子在外国语学校年年是年级第一。他还小，我想陪着他继续成长……"她的声音中透着颤抖。

"目前没有明确的病因，不过我觉得可以用心态来解释。你在生活中是不是一个常爱管各种事情的人？不顺你意就很焦急？"王医生用平和的语气问她。

她低下了头，默默地思考了一会儿，点了点头回答："是的。"

"心灵的宽慰对于疾病康复同样至关重要"，这是王医生平时经常指点我们年轻医生的一句话。"人生就像是一场考验，疾病只是其中的一道坎。王阳明曾说，心即理，只要你能理解自己，勇敢面对，你就能战胜一切。给我们一个机会，也给你自己的心一个机会。"他轻声解释着理论，试图在理念的指引下，让徐梦感受到内心的力量。

"你觉得什么是道？"王医生在徐梦走后，突然问我。我一时语塞。"道无术不行，术无道不远。医道和医术只差一个字，但是境界却差得太多，没有医道的人，有了医术以后，只会把医术作为谋取钱财的工具；而真正有医道的人，才不计个人得失，一心救治病人，最终成为一代大医。"我顿悟，想必从这些大医身上流露出来的悲天悯人的情怀，同样是值得我们学习的。

下班时分，徐梦又走了进来，这时她不再质疑手术的选择，而是问询术后的治疗方案，她害怕未来的治疗会失败。王医生耐心地与她交流，用道家思想中的"无为而治"的理念安抚她的心灵。他对徐梦说："放下过去的忧虑，放下对未来的恐惧，此刻专注于当下，你会发现内心的宁静，手术会出奇地顺利，你也会水到渠成地好起来。""好，从没有一个医生这么耐心地和我聊天，我愿意相信你，相信你们团队。"徐梦点点头。

手术当天，王医生在术前拍拍徐梦的肩，说："手术是为了让你重新获得健康，而我们整个团队会一直在你身边支持你，你不是一个人在战斗，相信我，一切都会好起来的。"

在术中，我们为她做了保留乳头乳晕的全乳切除手术联合扩张器置入乳房重建，这样不仅切除了肿瘤，也保持了美丽的乳房外形。王医生多次耐心调整扩张器的位置和大小，使左右两侧乳房尽量外形对称，并且通过荷包缝合的方法，对她因发育造成的内陷乳头进行矫正，从而外挺了起来，手术进行得很顺利。

手术虽然成功，但徐梦术后的康复并不是一帆风顺的。术后的放疗导致乳房包膜挛缩，左乳假体上提，显著高于右乳。她又一次情绪崩溃了，对王医生说："左边高，右边低，我感觉我是一个怪胎。""这是放疗后的正常反应，别担心。乳房再造是一个序列化的治疗过程，本来就要进行假体置换扩张器手术，通过这个手术可以进一步调整假体位置，使两侧乳房对称。""你不是怪胎，要以平和的心态去面对生活，就像王阳明所说的'知行合一'。心态平和了，行动也就平和坦然了。"王医生继续开导道。

乳腺外科有一个名为"伊俪"的康复患者群，患者都会在里面得到医生们的帮助和鼓励。王医生不仅关心徐梦的身体恢复，还在心灵上为她和她的病友们灌输正能量。他鼓励她积极面对生活，不断超越自我，追求更大的内心力量。

时间慢慢流逝，徐梦的身体逐渐康复，她也变得更加坚强。在最新一次的患教活动上，我又遇到了徐梦。她现在已经是术后一年的患者了，病情稳定，大方开朗，优雅迷人，穿着高跟鞋，脚步踏下去的回声是与生活斗争的战鼓。她说："生病并不意味着你不能追逐梦想，相反，它是让你更加珍惜生命和追求梦想的动力。"她不仅成功地战胜了病魔，更在康复过程中找回了生活的勇气，追逐起自己的梦想。她以积极的心态参与广播主持培训，最终成了乳腺外科公众号的志愿者，不仅录了一些朗读视频，还会将新学到的知识分享给其他病友姐妹。她用自己的声音传递正能量，鼓舞了无数人。在公益沙龙活动大厅里，徐梦向其他患者分享了她的康复心路，她以开朗的语言、真挚的情感，将自己的故事娓娓道来。

王医生常在一旁支持着这些患者，引导大家认识到生命的宝贵和心灵的力量。"我们要静心，也要净心，生活中总有一些美好的瞬间，我们要学会感受。"我深以为然。

现代社会都追求一个"快"字，吃饭要吃快餐，学习要快速提高考试分数，照片要立等可取，看病一上午要看一百多个号。我们被现代社会的快节奏压得喘不过气来。病房是一个能与患者沟通宣教的好场所，看病不只是看病，更是看心。我们要以出世的精神，做着入世的事。因为治疗的对象并不只是身体，更包括患者的心理。而医生的关心和温情，不但能治愈疾病，更能治愈患者的心灵。在生活的舞台上，温情和关爱是最强大的力量，它们能够战胜一切困难，让人们在逆境中重新找到生活的美好。

"神秘"的小姑娘

韩 旭

冬日的下午，我打开了病历系统，三位待入院的患者信息映入眼帘，其中一位 18 岁的女性信息引起了我的注意。在呼吸科住院患者中，这个年龄段的患者并不常见。我们所在的呼吸内科病区，主要收治患有慢性阻塞性肺疾病急性加重、肺结节查因和肿瘤化疗的患者，病人往往都是上了年纪的男性患者。

我打开了门诊病历，仔细查看了这位小姑娘的病史资料。从一年前开始，她频繁地在我们医院就诊，经历了神经内科、心血管内科、乳腺外科和发热门诊，主要症状包括胸闷、胸痛、乳房胀痛，发病位置大多集中在胸前区。

也许是哮喘吧，我心想。门诊资料显示，患者近 3 天喘息有所加重，发作时伴有手抖，偶尔还会觉得双脚发麻，既往也有考虑支气管哮喘，长期口服"信必可 80"（一种支气管扩张药物），否认呼吸时伴喘鸣音。然而 1 年前患者的肺功能通气和激发试验阴性（这与哮喘常规表现相悖），此次入院前的急诊 CT 也未见明显异常。

我决定亲自收治这位患者，在这之前我先为她开具了一些常规护理医嘱和血气分析检查项目。在准备好相关文书后，我径直走向患者床旁。这是一个面容清秀却略显疲惫感的少女，脸上散落着一些青春痘。陪同前来的是她的母亲。简单地自我介绍后，我对患者本人和她母亲进行问诊，详细了解了患者这些年来的诊疗经过。

在交谈中了解到，这位年轻的女孩是一名高三艺考生，已经有十多年的胸闷和气喘症状。自从 10 岁起就在杭州的各大医院间往返就诊，做了无数的检查。儿童医院的专家考虑为咳嗽变异性哮喘，并给她开具了长期的吸入激素。但自从初中住校后，她用药不规律，只在发作时使用激素，病情不断反复。今年 9 月开始参加美术联考集训后，她的生活作息很不规律，压力也大。这两周自觉胸闷症状持续加重。3天前，她发现自己在作画时竟然已经无法控制自己的双手，手指会弯曲成鸡爪一样且不停地抖动。这对一名正在备考的艺术生来说，无疑是一种巨大的打击。在母亲的一再恳求下，她停下了手头紧张的备考，慕名前往我院急诊科就诊。其间，病人被各种压力围绕，头晕、烦躁，加之双手突然无力和双脚轻微麻木带来的恐慌，内心较为焦虑，夜间睡眠质量很差。我拉上了病床间的围帘，小心、轻柔地和患者交谈，安抚她的情绪。

通过与家属的进一步沟通，我发现了更多的线索。她除了患有哮喘外，既往还有过敏性鼻炎病史，而这些情况都构成了支持哮喘诊断的关键线索。然而，患者递过来的厚厚一沓检查报告显示，在这十余年来，多次肺功能、过敏原检查阴性，且患者对吸入性激素使用效果一般，即使不用激素，胸闷亦可自行改善，这提示患者的病情似乎无法用哮喘进行解释。患者自小诊断过心肌桥，之后长期全身各种不适，辗转于不同医院的不同科室就诊。

我采集完病史回到办公室不久，最新的血气分析和肺功能检查结果出现在眼前，患者血液里有典型的过度通气表现，血氧分压很高，但末梢循环差，这也解释了患者右手鸡爪样强直的症状。这个病例就像是一张错综复杂的拼图，每个病史和症状都是谜团的一部分，我们需要努力将这些碎片连接在一起，期待着最终能看清整个图景。患者的身体似乎隐藏着更深层次的问题，需要更多的探查和诊断来找出真正的答案。

会不会是伪装成哮喘的过敏性支气管肺曲霉病（allergic bronchopulmonary aspergillosis，ABPA）？我向上级医生汇报了我的想法。上级医生简要浏览了入院记录后，也亲自去查看了患者。回来后，他对我摇摇头，建议进一步完善检查，目前先予以营养神经、抗过敏、雾化祛痰等基础治疗。

会不会并非器质性疾病？患者正处于紧张的高考备考中，在查体时双臂可见明显的荨麻疹样表现。对于那些惊恐发作的患者，血气分析往往会提示过度通气，患者会出现突发的强烈焦虑和恐惧感，并伴有心悸、呼吸困难、出汗等症状。在临床实践中，患者某些全身症状可能是心理问题的表现。

随后的几天，患者在病房里休养。每天查房期间，我们都会叮嘱患者好好休息。看得出来，在住院的这些日子，患者脸上的青春痘逐渐消退，性格也逐渐开朗起来。其间，我们尝试过安慰剂效应（比方单纯用生理盐水进行雾化治疗）检测患者对治疗的反应，结果符合我们的预期。随着检查的深入，患者的各项数据愈发完善，所有线索都支持我们最初的推测：患者并没有支气管哮喘。年轻女性，过度通气，反复发作病史，且面临高考带来的巨大压力，患神经症的可能性很大。当然，患者此前的心肌桥和抽动障碍诊断也能解释这次发病后过度通气的表现。在治疗过程中，我们需要在各项数据中抽丝剥茧、寻找线索，希望能够解开医学谜团，为患者找到正确的治疗方法。

为此，我们发起了多学科诊疗模式（multidisciplinary team，MDT）的讨论。随着精神科专家的介入，患者的过往被一点点揭示。原来患者高一时因学习压力大而自觉情绪低落，心理测试显示中度抑郁，未使用药物，数次心理治疗后有所改善。两个月前，患者和朋友发生争执后情绪更为低落，出现消极想法，兴趣下降、精力减退，并逐渐形成躯体化障碍，害怕封闭环境，最终因为胸闷伴手抖到我院就诊。

因此，专家组一致认为，患者出现了抑郁症状和惊恐发作。在经加用精神类药物治疗2天后，患者症状得到了些许改善。考虑到患者即将参加艺术联考，我们决定让她提前出院。

在小姑娘离开的那天，久违的笑容重新绽放在她脸上。在我交代完注意事项、递给她出院小结后，我轻轻拍了拍她的肩膀，真诚地祝福她："考试加油！"说完，我便快步走出了病房。在推开门的一瞬间，阳光洒进了走廊，象征着小姑娘未来无限的光明和希望。

作为医生，我们有时能够治愈患者，常常为他们提供帮助，然而我们却很少"总是去安慰"，也很少给予患者关怀与鼓励，并向他们反馈积极的治疗情况。在传统的内科患者中，有30%~50%存在与精神相关的焦虑抑郁情绪。我们应建立良好的诊疗思维与思想境界，个体化病人的诊疗过程，了解病人所处的周围环境与生活状况，准确鉴别疾病的生理和心理变化，从医学人文与卫生经济学的角度去调整治疗方案。同时，要在药物治疗的同时有针对性地进行身心治疗，给予患者积极的心理暗示与正向反馈。

可以预见的是，随着疾病诊断相关分组（diagnosis related group，DRG）支付方式的改革，患者在医院的平均住院时间会越来越短。医患之间的相互了解与沟通合作机会也相应减少，彼此间的理解与支持也变得愈发困难。我理解的叙事医学并非追求短篇小说式的跌宕起伏、标新立异或感人故事，而是为了让医患双方静下心来，仔细品味和梳理某个具体的医疗过程，从生物、社会和心理医学模式的角度去剖析疾病与治疗的本质，启发更多的思考，获得更深入的认知。梳理这一次的病例对我们来说，无疑是一次很好的机会，以活生生的案例为切入点，静下心来审视当下的医疗流程和行为，对医疗过程中的诊断、治疗、随访等全周期角度进行深刻的剖析与延伸思考。

银色挣扎，阳光前行

潘 静

九月的微雨轻轻洒落，皮肤科诊室的门被推开，进来了两位年轻人。我站在主任身后好奇地打量了他们一眼：患者小杰，衣着简单大方，身姿挺拔，神情却略显紧张，双眼闪烁着担忧的光芒。他旁边的长发女孩小雨，身穿淡蓝色的连衣裙，手提一个精致的名牌小包。

"医生，我最近皮肤有些问题，身上长了许多红色的斑块。"说完，小杰焦急地撩起衣袖，展示出一片片的红斑。听完患者的陈述，我心中暗暗怀疑可能是银屑病。主任仔细地观察了小杰的皮肤，为他做了皮肤镜检查，然后说："这是银屑病，一种比较常见的皮肤病。银屑病的症状包括红色的斑块和银白色的鳞屑，通常会出现在头皮、肘部、膝盖和腰部。不要担心，这是可以控制的。"

小雨听后有些紧张地问："银屑病？要怎么治呢？会不会传染？"主任耐心地解释说："这个病不会传染，但是治疗需要一些时间和耐心。我们会根据患者的具体情况制定治疗方案，主要是采用外用药膏和生物制剂进行治疗。你们只要配合检查和治疗就好。"小杰听后担忧地问："那这个病需要注意些什么呢？"主任详细地解释了治疗方案和注意事项，包括保持皮肤清洁、避免刺激、定期用药等。我在一旁认真地听着，记下了主任的治疗建议。小杰听完明显松了口气，他感激地看着主任说："谢谢医生，我们会按照您的建议进行治疗的。"

经过一段时间的治疗，小杰的病情并没有明显地好转，红斑和瘙痒依旧困扰着他。这让小雨变得越来越焦虑和不耐烦。一个炎炎夏日的午后，他们再次来到诊室。小雨的不满情绪终于爆发了出来，她拉着小杰冲进诊室，眉头紧皱，一张脸阴沉沉的，大声抱怨道："这个治疗到底有没有用？为什么小杰的病情没有得到一点改善？时间已经过去了这么久了！"对方言辞的不满，让我感到有点紧张，我静静地望着主任。只见主任看着小雨的眼睛，不慌不忙地解释道："每个人的身体状况不同，对药物的反应也不同。银屑病是一种慢性疾病，治疗确实需要时间和耐心。"主任顿了一顿，接着说："治疗方案需要根据患者的具体情况进行调整。我们会继续观察小杰的病情，调整治疗方案，尽力让他早日康复。"小雨听后仍然不满，冷哼一声说："可是这么久了都没有效果，我们怎么能有信心呢？而且小杰因为这个病都变得消沉了，我真的很烦。"她的语气中充满了抱怨和不满。小杰默默地站在一旁，他知道小雨的抱怨是出于对他的关心和爱，他轻轻拉了拉小雨的手，示意她冷静下来，然后转头对主任说："医生，谢谢您一直以来的关心和治疗。我相信您会为我制定最好的治疗方案的，我也会积极配合治疗，希望能够早日康复。"主任点了点头说："好的，我们会继续观察你的病情，调整治疗方案，也希望你们能够保持信心和耐心，相信你一定能早日康复。"小雨哼的一声离开了诊室，小杰立马追了出去。经过这段时间的学习，我已经愈发熟悉治疗银屑病的治疗方案，显然主任的治疗是正确的，不过治疗时间确实会比较久。

十月的一个阴天，皮肤科诊室的门被推开，小杰和他的母亲王姨走了进来。小杰的脸色苍白，眼眶泛红，仿佛失去了曾经的活力和自信，他低头沉默着，让人感受到他的内心充满了无尽的伤痛。王姨则一脸愤怒和不满，眉头紧锁，仿佛在为儿子的遭遇打抱不平。

小杰穿着一件灰色的短袖，裤子也显得有些宽松，仿佛消瘦了不少，他的运动鞋鞋面上沾了不少泥土，仿佛刚刚从泥地走过，又或者是没有心情去照顾自己的穿着。王姨则穿着一件深色的外套，头发有些凌乱，显然也是心情不佳。

王姨忍不住抱怨道："医生啊，您看看我儿子，他得了这个皮肤病，那个女人就立刻离开了他，现在的年轻人真是太不靠谱了！"她的语气中充满了愤怒和不满，在为儿子的遭遇鸣不平。主任耐心地听着她的抱怨，轻轻地安慰着他们。站在主任身后的我听完王姨的吐槽，心里虽有些震惊，不过也明白感情的事情可能并没有那么简单。

小杰一直沉默着没有说话，但是他的表情却让人感受到了他内心的痛苦。主任轻轻地拍了拍他的肩膀说："小杰，你要坚强起来，虽然银屑病是一种比较顽固的皮肤病，但是只要我们积极治疗，一定会有所好转。"他还告诉小杰，治疗银屑病需要耐心和时间，要注意保持良好的生活习惯和心态。小杰听后默默地点了点头。

主任再次详细地解释了治疗方案和注意事项，并特别强调了心理治疗的重要性，鼓励小杰要积极面对治疗和生活。小杰和王姨认真地听取医生的建议，表示一定会全力配合治疗。在离开诊室之前，主任再次鼓励小杰说："你要相信自己能够战胜这个疾病。我们会一直在你身边支持你。"小杰听后很感动，他知道这个世界上有人关心着他、支持着他，这让他感到了一些安慰和温暖。王姨感激地看着医生说："谢谢医生，我们会按照您的建议进行治疗的。"

经过数月的持续努力和治疗，小杰的病情终于迎来了转机。那曾经让他倍感困扰的红斑，如今已经逐渐消退，原本瘙痒难耐的感觉也变得越来越轻微。我认为这不仅仅是医学的胜利，更是患者坚韧不拔的精神和毅力的胜利。

当小杰再次走进皮肤科诊室时，他的步伐明显轻快了许多。那久违的笑容再次出现在他的脸上，仿佛阳光重新洒满了他的生活，也温暖了整个诊室。主任看着他，眼中满是欣慰和认可，点了点头说："恢复得不错，小杰。但是，我们不能掉以轻心，后续的护理和治疗同样重要。"随后，他详细地给小杰讲了后续的注意事项。小杰认真地记下了这些建议，因为他知道，这些建议不仅仅是医生的建议，更是他走向康复的关键，只要他坚持严格地遵循医生的建议和注意事项，就一定能够战胜疾病。

作为一名皮肤科医生，在学习治疗各种皮肤病的过程中，收获了许多的经验，也成长了许多。银屑病，也被称为"牛皮癣"，是一种常见的皮肤疾病，常表现为局限或广泛分布的鳞屑性红斑或斑块。银屑病症状具有多样性，主要包括皮肤出现红色斑块，通常覆盖有银白色鳞屑，皮肤瘙痒、灼热或疼痛，皮肤干燥、破裂，甚至出血等。部分患者可能伴有关节疼痛、肿胀以及指（趾）甲的异常。银屑病没有传染性，其病因是遗传因素和环境因素相互作用的结果。银屑病的治疗目标包括控制病情、减缓发展的进程、减轻自觉症状及皮肤损害，并尽量避免复发，提高患者的生活质量。这种常见于皮肤科的慢性疾病，给患者带来了不小的身心负担。它的治疗不仅需要医学的专业知识，更需要耐心、细致和全面的管理。

在学习治疗银屑病的过程中，我逐渐认识到综合治疗方法的重要性。单纯的药物治疗虽然能在一定程度上控制症状，但很难达到长期稳定的效果。因此，采用局部用药、生物制剂等多手段结合的方式，可以达到更好的治疗效果。然而，银屑病不仅仅是皮肤上的问题，患者的心理状态、生活习惯以及对疾病的认知等都会影响治疗效果。因此，对患者的教育与心理疏导在治疗过程中占据了不可忽视的地位。作为医生，应该与患者深入沟通，让他们了解疾病的性质、治疗方案以及预期效果，从而增强他们对治疗的信心。

在治疗银屑病的过程中，我也深刻体会到个性化治疗方案的重要性。每个患者的病情都是独特的，他们的体质、病情严重程度以及对药物的反应都有所不同。因此，我们医生应该根据患者的具体情况，制定有针对性的治疗方案，并在治疗过程中不断调整优化。当然，我们也面临着诸多挑战和困难。银屑病的治疗效果并非一蹴而就，需要时间和耐心。有时患者可能因为治疗效果不明显而感到沮丧和失望，这时我会给予他们鼓励和支持，让他们明白治疗是一个长期的过程，需要坚持和信心。当患者的病情得到改善、生活质量得到提高时，那种成就感和满足感是无法用言语来表达的。这也让我更加坚信，持续地学习、与时俱进的治疗方法和对患者的关心与理解，是我们在皮肤病治疗道路上不断前行的关键。

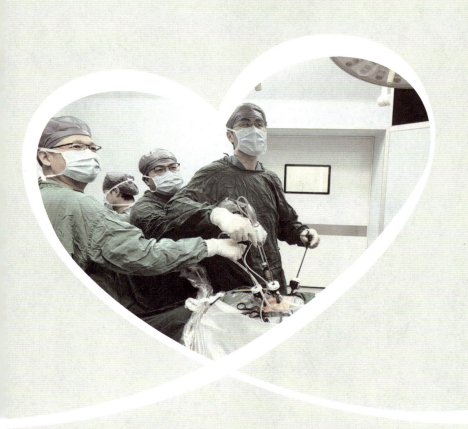

攻坚克难

医 学 人 文 心

周嘉统　摄

铁军笑啦

陈 晶

　　"嘀——嘀——嘀——"手术室里的监护仪按照特有的节奏鸣叫着。这是铁军的第 9 次手术，在这次手术中，他将失去自己的左脚。

　　人如其名，铁军有着强健的躯体，宽厚的背上盘踞着一条张牙舞爪的巨龙，似乎在宣示着铁军的"大哥"身份。然而，正值壮年的他，如今已在重症病房里躺了一个多月了，全身 90% 的烧伤让他几乎动弹不得，厚重的纱布、棉垫把他裹得严严实实，像一尊木乃伊，背上的巨龙也变得支离破碎，但仍挣扎着宣誓自己的权威。频繁的清创、植皮，已经很大程度上缩小了创面，但铁军依旧没能躲过创面感染这一难关。黄绿色的脓液浸透了内层纱布，伴有浓重的腥臭味，移植皮片蔫蔫地覆在创面上，一不留神就会随着纱布被揭开。每一次换药都需要 3~4 个医生共同奋战 2 个小时才能完成，这难度不亚于一次手术。每揭开一层纱布、每一次主动或被动的肢体活动，都让他疼到打颤，气管切开的状态又限制了他的怒吼，只能发出"哈——哈——"的声音来表达他的痛苦和愤怒。

　　"脚底的皮不要浪费了，拿到操作台上取皮！"上级医生的指令将我从回忆中拉回到现实，铁军沉甸甸的左脚已经离开了他的身体，稳稳地落在我手里。我盯着那只因为铜绿假单胞菌感染而发绿且散发着恶臭的脚，能清晰地感觉到它的温度在迅速降低。在这一刻，我的内心深处悄然泛起一丝恐惧，那是面对生命在眼前悄然流逝时的无助与茫然！

　　"一定要按稳了啊！"上级医生沉着并近乎冷漠地继续着手上的操作，电动取皮刀嗡嗡地震动着，削下铁军脚底厚厚的角质，黄绿色的脓液顺着手套往下流淌，手里冰凉滑腻的触感让我不禁起了一身鸡皮疙瘩。不一会，这只脚上所有的表皮都被取皮刀刮下，原本粗糙的大脚变得光滑细腻——滑溜得难以用手握住，似乎要跳出这令人窒息的束缚。我强忍住胃里的翻腾，将它装入医疗垃圾袋中，它这一生的使命到此就终结了。上级医生似乎看出了我的疑虑，依旧平静地向我解释道："这确实是一个非常矛盾的抉择，严重的感染可能威胁到他的生命，所以我们不得不给他截肢；但他暴露的创面实在太大了，现在每一丝存活的皮肤对他来说都弥足珍贵，所以哪怕冒着局部感染和植皮失败的风险，我们也要留下绿脓脚上的皮肤。临床决策很多时候就是与不同风险之间的博弈，两害相权取其轻。"此时，另一边的植皮区发出一声惊叹："呀！这不是铁军背上的青龙嘛！给他转移到腿上咯。"略带诙谐的语气减轻了我内心的沉重，但依旧心下默然：铁军一看就生性要强，如今被束缚在病床上，连痛都喊不出声，我们竭尽全力地保住了他的性命，却让他活得这么狼狈，不知等他从麻醉状态中清醒过来时，他是否能马上觉察到自己的左脚已经离去，他又能否经受住这一伤痛？如果换做是我自己……哎！实在是没有勇气继续想下去！

　　术后第 2 天，照旧给铁军进行床边的清创换药，缺了一截小腿的铁军看上去有着不符合他气质的弱小和无助。"嗯？怎么创面有点渗血？"上级医生盯着左腿残端，眉头紧皱地说："我们打开来看一下！"揭去覆盖的纱布，缝合的缝隙中还夹着新鲜的血凝块，按一按缝合的皮瓣，又有更多鲜红的血液被挤出。铁军又发出了急促的"哈——哈——"声，残留的左腿剧烈抖动起来。"准备缝合包！"上级医生果断拆开了缝线，一打开创面，大量鲜红的血凝块暴露在眼前，清除掉这些血豆腐，能够看到残端组织仍在缓缓地渗血。没有探查到明确的出血血管，大概就是小血管破裂渗血吧，先加压包扎止血。整个过程我都不敢与铁军对视，不知道他心里是否感觉到悲痛，也许躯体上的疼痛已经让他无暇顾及其他。

　　忙完上午的工作，早已过了饭点。我瘫坐在电脑前记录着上午查房和清创换药的内容，突然，值班手机急切地震动起来，电话那头的护士焦急地喊着："你快来看看铁军！赶快来！"一路飞奔到铁军所在的重症病房，上级医生也闻讯一同赶来，铁军加压包扎的残肢已经被鲜红的血液浸透，再看血压，只有 $85/53\text{mmHg}$，心率突破了 140 次/分，是失血性休克！"上止血带！快速补液！抽急血！联系血库要血！拿缝合包准备探查！"上级医生快速且明确地下达了几道指令，我立马换好防护服协助止血。残肢的疼痛让铁军不停地颤抖，左大腿全是未愈合的创面，止血带几乎起不到任何效果。一打开缝合的皮瓣，鲜血就喷涌而出，"快抬高下肢！"上级医生一边下达指令，一边急切地探查出血动脉。"血库缺血了，只申请到了两个单位，刚刚急血报了血色素危急值，只有 3.4 克！"护士紧紧攥着好不容易要来的两袋血，一路跑着，一边汇报检验结果。"两个单位肯定不够，继续要！再去叫几个医生来帮忙！"残肢断端像是失控的阀门般往外喷涌血液，这一情况导致上级医生对出血点的探查变得格外困难。在这寒冷刺骨、天寒地冻的日子里，上级医生的额头竟开始冒出了细密的汗珠，那汗珠在冰冷的空气中闪烁，凸显出此时情况的危急。"援军"陆续赶来，在一阵紧张但有序的忙乱中，上级医生终于将出血的动脉牢牢缝扎，铁军微微颤抖的残肢无声地瘫在一片血泊中，在场的所有人都暗暗地松了一口气。铁军显然还没有从休克以及疼痛的打击中恢复，他睁着迷茫的双眼，不知道心里在想些什么。

接下来的几天里，关注铁军的生命体征、检查敷料有没有渗血、接收一次又一次的血色素危急值、绞尽脑汁地争取稀缺的血资源成了我主要的日常工作。虽然铁军还有些苍白和虚弱，但出血没有再发生，生命体征也一直平稳，情况在一点点地好转。

又是一天值班，夜幕刚刚降临，病房里安静平和，只有监护仪发出规律的响声。"嗡嗡嗡——"值班手机打破了暴风雨前的宁静，来电显示赫然跳动着"监护室"三个大字，"铁军！"我不禁心头一紧，不好的念头一闪而过。我一边接起电话一边往监护室跑，"值班医生，你快来看看铁军，他喘不上气了，血氧饱和度只有 70！"当我到达监护室时，铁军光秃秃的脑袋已经憋成了绛紫色，大口却艰难地呼吸着。"给他吸痰了吗？"我看着沾满黏稠痰液的气切接口，验证自己的推断，"吸过了，没吸出多少……"护士回答。"调大氧流量，再给他吸吸痰。"我一边说着，一边给二唤老师打电话。在二唤老师赶到之前，铁军突然顺了一口气，血氧饱和度逐渐上升，面色也逐渐好转。护士妹妹略带着哭腔地说："铁军啊，你可吓死我们啦……"铁军眨眨眼，透着点小委屈，像是犯了错误的小朋友。略年长些的护士姐姐摸了摸铁军的脑袋，说道："我们铁军总是很坚强，很给力的。"赶到的二唤老师在了解具体情况后，略加思索，取来了床边支气管镜，排查气道梗阻的原因。镜下的支气管就像狭小深邃的迷宫，透着点神秘，让人迫切地想知道，每一个岔口的后面都藏着什么东西。在铁军的气道迷宫里，我们只看到了一些黏稠的痰液，看来前面的猜想没错，导致铁军气道梗阻的元凶就是这些黏痰。虽然结论没有变化，但二唤老师加做的支气管镜让猜想有了依据，成为事实。这么一来，这个夜晚好像是能过得更加安心一些了。

又经历了几次清创植皮手术，虽然铁军的左手心还是不断地会有腥臭的黄绿色脓液产生，但躯干部的创面在不断缩小，炎症指标稳定下降，血色素持续上升，铁军确实是一点点地好起来了！这天早晨，护工大伯照例协助铁军在翻身床上翻身，固定好翻身床后，大伯伸头望了一眼铁军，打了个招呼。铁军艰难地抬起头点了一下，对着大伯咧开嘴笑了。铁军笑了！在一个多月绝望地嘶吼之后，铁军终于又笑了！这一富有生命力的表情让我们和他的家属都振奋起来。我不禁回想起那天护士姐姐说的话："我们铁军总是很坚强，很给力的。"确实，人如其名，铁血铮铮的硬汉熬过了他最为艰难的时期，我时常忍不住想象，如果换做自己，肯定没有这么强大的内心扛到最后。但铁军恢复的情况让我见识到了机体强大的修复能力，让我再一次感慨生命的力量。在临床决策的过程中，"保命"是最终也是最确切的底线，所有面临这一决策的患者在诊治过程中都不会轻松和舒适，这就决定了每一位医生除了能够做出准确的临床决策之外，还需要有坚定强大的内心，陪伴患者攻克一道又一道难关。这天换药时，铁军颤抖着举起自己尚未恢复的左手，艰难地半抬起头，看了看自己焦黑的手指，眼里微微闪着光，似乎在说"这是我最后的战役了……"

老程的心愿

杨 凡

　　临近下班时，刚刚安顿好今天手术的患者，一通电话打乱了肝胆胰外科李医生的计划，电话那头："李医生啊，老程又来我们急诊留观了，还是不行，最好收进病房里吧。"李医生只能叹了口气，自言自语道："但愿这次也能保守治疗成功吧。"

　　肝胆胰外科的医生、护士，甚至护工和保洁都对他们口中的这位叫"老程"的患者熟悉得很。老程年龄不算大，50多岁的他正是家里的劳动主力之一，但这一切在1年多前被疾病完全打破。老程有一阵子觉得自己恶心难受，人也快速瘦了下去，到医院一查竟是胰腺癌。患上"癌王"让老程家里为治病负债累累，唯一庆幸的是，老程还有手术机会。胰腺癌手术是普外科手术中不论是难度还是风险都达到"天花板"级别的大手术，往往只有优秀的普外科医生，经过长久学习、练习才能够进行手术，老程接受的便是其中著名的Whipple术（胰十二指肠切除术）。但由于手术涉及胰腺、胆道、消化道以及周围神经血管等复杂结构，并且需要重新建立它们的联系，不论多么出色的外科医生都会对这种手术的术后并发症感到棘手。再加上疾病消耗了患者的体力，导致手术后出现吻合口瘘、消化道梗阻、营养不良等情况的概率相对较高。1年多前接受手术后，老程不幸跟部分胰腺癌手术患者一样被并发症缠身，成了医院肝胆胰外科的"常客"。他反复出现胃肠道梗阻，轻则在急诊观察半天待好转后就回家，重则留胃管，不吃不喝输液几天才能好，老程一来二去和当年的主诊医生都成了熟人。李医生是老程当年的主治医生，他最了解这位患者，所以对老程这次的不期而来已经不觉得奇怪了。

　　"李医生，不好意思又给您添麻烦了。"老程在妻子陪护下走进病房，熟练地办理好入院手续，还和几个认识的护士打了招呼。李医生看到这次老程又比之前瘦削一些了，精神稍显疲惫，鼻子上一边戴着胃管，另一边插着空肠营养管。关于老程反复的肠梗阻，李医生和当年的主刀医生王主任也尝试过许多解决方法，胃肠镜至少做过2次，CT则更多一些，最终经多方会诊讨论后，大家还是觉得Whipple术引起的胃肠道动力异常是老程的病因，以保守治疗为主。好在老程一家人始终配合医护们的工作，从不抱怨，这倒是让李医生很感动的。像往常那样开好医嘱，李医生不忘问了老程这次症状是否严重。"还是老样子，估计饿几天就好啦。"老程这么说，不知道是在安慰担忧的妻子，还是在安慰久病的自己。

王主任也对自己曾经的患者念念不忘，第二天一早就来老程病床前查房了，经过一番询问后，主任把李医生叫到了办公室讨论。王主任敏锐地觉察到老程此次发病不同以往，他问道："小李，你觉得这次还是老一套保守治疗的办法吗？"李医生不解，王主任继续分析道："老程虽然原来就有肠梗阻的一些表现，但每次持续时间都不长，而这一次他妻子说已经半个多月都是如此了；此外，你有没有觉得他的状态比上一次见面时要明显差一些？"李医生回忆起来，确实如同主任的分析，但是再次分析老程在急诊查的腹部CT，除了饱胀的胃部，似乎没什么异样。李医生赶紧为老程安排了增强CT和胃肠镜检查，老程一家人虽然不明白为什么这一回的检查项目如此多，但也十分配合。增强CT结果先出了，王主任指着胃肠吻合口处异常强化的一处病灶说："这里应该好好检查。"内镜医生也不负重托，在老程手术后异于常人的胃肠道中仔细操作，找到了本次的元凶——吻合口处占位，成功留取活检。由于事前已经和老程商量好，如果发现梗阻部位，同步进行肠道支架植入。老程做完胃镜放了支架后，喝上了半个月来的第一口汤。然而，病理活检结果是考虑吻合口梗阻，有可能是肿瘤复发，组织活检还不足以确诊，老程的好转可能只是暂时的。王主任和李医生心里更凉了，若真是肿瘤复发，对于已经负债的老程一家来说绝对是噩耗。胰腺癌的凶险处之一便是高复发率，老程这次恐怕不能幸运躲过这一劫了。李医生来到老程和他妻子面前，犹豫了一下，只说道："吻合口有狭窄，放支架后应该能改善点症状了。"第二天，老程一家高兴出院了，可李医生却闷闷不乐了。

但谁也没想到，还不到一个月，老程便再次插着鼻肠管来到了李医生面前。"李医生，你说我这一回是不是不太好？"老程试探着问了一句，很显然，他也感觉情况不乐观。李医生犯难了，他找来了王主任，主任也眉头紧皱，和老程商量了一下说："我们再做一次胃镜吧。"但这一回，老程和妻子却有些动摇了，他们说："一直以来我们觉得自己还算配合，但反反复复，家里的钱包也快受不了了。"老程的担忧也不是没有道理的。王主任也有些犹豫了，但最终老程和妻子还是说："我们还是相信咱们大夫的判断，这一回我还是听你的。"我们迅速给老程安排了内镜，检查结果印证了之前的推测，新生的肿瘤侵袭很快，小小支架已经被堵塞得仅剩下一道缝隙，内镜医生也束手无策，再放支架极有可能造成肠穿孔，到时候会合并感染性休克，导致患者预后极差。王主任郑重地和老程一家商量道："肿瘤长得很快，目前还没发现其他部位有转移，应该是局部复发。先考虑一下化疗吧，依靠鼻肠管和输液应该能满足人体营养需要，如果化疗效果好，也许未来能喝点汤、吃点粥。"李医生看到老程和妻子听到这个消息时，眼神明显暗淡了下去，虽然口头答应着说他们还得再考虑，但很显然这个结果对于老程来说是巨大的打击。李医生正在郁闷时，内镜医生却提醒道："你们外科医生不是还可以想办法做个手术解决问题吗？"灵感突然在李医生头脑中闪过，患者只有局部复发，而且手术可能在相对长的时间内维持老程正常进食的能力，无疑能大大改善患者的生活质量。但对于复发的胰腺癌，系统治疗是首选，手术并不被常规推荐。王主任和李医生对这一治疗计划进行了探讨，最后决定可以一试，但需要充分知情同意。王主任把老程和他妻子带到办公室，告诉他们这个想法，李医生在旁边听着，也注意到老程和妻子在听到有可能改善生活时明显提起了精神。但王主任很快泼下冷水，毕竟这个手术，既不常见，也不是指南推荐，甚至存在手术后肿瘤很快复发的可能，而且长期营养不良和肿瘤进展消耗了老程仅存不多的体力。一旦术后恢复不良，老程将很快有生命危险，为了这次手术的所有付出也将打水漂。王主任最后说道："我建议还是戴着管子鼻饲，保守安全一些。你们要是做好手术后无效，甚至反而加重病情，或者很快复发的心理准备，可以试试。"李医生深知主任虽然言重，但却句句在理，这是一场本就成功率不高的冒险，医生不能替患者做决定，只能充分告诉他们所有可能存在的结果。老程刚刚燃起的希望仿佛就要破灭了，然而，仅仅几个小时后，王主任和李医生便看到了匆忙追来的老程一家人。老程挽着妻子的手，坚定地说："主任、李医生，我们愿意承担这些风险。我从1年前开始就相信你们。我是农村人，现在努力和老伴攒钱还债，就是有个心愿，想稍微吃两口饭，要不然天天插着管子，活着太难受了。"王主任也没想到老程竟如此坚决，但也不再顾虑，第二天就安排了吻合口肿瘤切除加胃肠道重建手术。李医生作为助手，在手术台上和王主任一起聚精会神，丝毫不敢大意。这台手术背后是患者笃定的信任，他们不能辜负。虽然二次腹腔手术难度大、风险高，但在所有人的努力下，吻合口的肿瘤被切除，胃肠道再次接通。手术后，李医生每天都会仔细了解老程的恢复情况。看到老程术后喝下的第一口水，术后的第一次排便后，王主任和李医生的压力才逐渐减小。术后一周多，老程和妻子的脸上出现了久违的喜悦，他喝下一碗粥后和妻子携手出院，临走前，他们还把自家种的小米分发给了病房里的医护们。李医生的工作也恢复如常，他发自内心地为老程感到高兴，但一想到笼罩在老程头上的胰腺癌阴云不散，李医生的情绪总是有些低落。

半年后的某一天，王主任在查房时提到了老程，没想到他还在门诊随诊了。主任说他比之前精神一些了，虽然他人还是没长肉，但可以和妻子一起继续干农活，家里的债也在慢慢还清。至于肿瘤是不是还会复发，老程反而看得很开，他在门诊看病时告诉主任："人活着还是要自己舒服才行，你们帮我实现了吃饭的心愿，我就过好眼前的日子就行，我得了癌症能活到现在也知足了。"听罢，李医生似乎也放下了这个重担，他觉得老程自己才是实现心愿的关键，没有充分的信任，他和王主任也不敢挑战如此不寻常的治疗方案。老程的豁达更是让李医生觉得内心获得了平静，也许针对胰腺癌的治疗在老程身上的疗效不算十分理想，但自己和王主任的付出却实实在在地让老程的生活变得更好了。医者给予患者帮助，而患者也用自己的心温暖医者。面对病魔，医护只有和患者联合起来，成为互相信任的战友，才能创造出一个个生命的奇迹。

永不低头

陈雨麒

　　"哇，这个颈髓压迫得太吓人了。"上级医生晓风老师的一句话顿时引起了我的注意。看来这是个罕见的病例，我心想。看到病人在门诊做的磁共振成像（（magnetic resonance imaging，MRI），我也被"吓得不轻"，只见 MRI 上病人的颈髓竟然弯折出了两处清晰的转角，似乎只要病人再大幅度动一动脖子，这块"脆弱的颈髓"就会被轻易压断，而这必将酿成惨剧——高位截瘫，严重者甚至连呼吸肌都会丧失功能。

　　作为医疗组中低年资医生，我义不容辞地承担起了询问病史的工作。"张叔叔，你好！我是主任组里的住院医生，来问一下你的病史。"我走到病人床旁，轻车熟路地执行起了任务。"小杰，医生来了，你快扶我起来。"病人对坐在旁边的家属说道。我这才注意到，陪着这个戴着颈托的重病人来看病的，似乎是个高中生。只见小伙子捧着手机，正打着网络游戏，十分入迷。病人见儿子没反应，又催促了一遍："小杰，你快扶我起来，把我的病历拿出来，医生很忙的，别耽误他们时间！"此时，病人的儿子才懒洋洋地起身，扶起了他的爸爸，随后又自顾自地坐到了一旁，玩起了游戏。"你爸爸是怎么不舒服来看病的呀？"我试着问，但小伙子不知是太过入迷还是不屑回答，毫无反应。

　　"医生，我之前看过好多次了，病历都在抽屉里，你可以看一下，我也不太讲得清楚。"打开抽屉，拿出病人的病历，我边听病人诉说边翻看。原来，病人十多年前就出现了关节疼痛，走路渐渐变得不方便，在老家的县医院看了好多次都不见好，于是辗转在上海、浙江的多家知名医院就诊，做了许多检查后，才被诊断为"强直性脊柱炎"。受限于经济状况和当时的医疗水平，病人用了很长时间的糖皮质激素，其间复诊查出了"股骨头坏死"。再后来，也就是 4 个多月前，病人出现了双下肢乏力，有时脚也会肿，就在当地的知名医院住院，还查出了"肾功能不全"，在激素和免疫抑制剂的双重治疗下才渐渐有所好转。但天不遂人愿，刚恢复没多久，也就是1个多月前，病人又出现了右侧躯体的麻木和疼痛，伴有右下肢活动不力和双侧面部麻木感，颈部活动时有"触电样"的感觉。他坐着火车来到杭州，挂到了神经内科的号，又花了不少钱做了头颅MRI。检查做完没多久，他正考虑着什么时间复诊合适时，就收到了影像科建议他尽快去神经外科看看的电话。再后来，他的片子立马转到了忙着看门诊的神经外科医生手里，被紧急收治入院。可见，这病确实不简单。

"以前得过结核、肝炎这些会传染的病吗？""我以前得过肝炎的，哦对了，我1个多月前还得过肺炎，在呼吸内科看过。"我又翻了翻病人的病历，只见一张门诊记录上赫然写着"卡氏肺孢子菌肺炎"。这肺炎可不常见，以前见过的大多是艾滋病患者啊，不会这病人也有HIV感染吧？我内心突然有点慌，只想着查体时要注意点，得戴个手套。刚走出病房，管床护士又叫住了我，说"术前四项检查结果显示，这个病人的梅毒抗体呈阳性"。我又翻了翻手里的病历，没找到"梅毒"或是"艾滋病"这样的诊断，但我突然注意到了病人外院出院病历上的"离异"两字。现病史、既往史、婚育史、个人史，似乎都不简单。

病人颈部活动度因颈托固定没办法检查，四肢腱反射是活跃的，右下肢肌力Ⅳ级，右侧巴氏征阳性，这些体征都和影像学上的异常以及病人的主诉"严丝合缝"地对应了起来。匆匆结束了查体，我开始整理病人的各项检查结果：在进一步的实验室检查中，我们发现患者白细胞、中性粒细胞均低，有小细胞低色素贫血的特点，血小板计数高于正常；超敏C反应蛋白、D-二聚体异常升高；梅毒螺旋抗体阳性，但甲苯胺红不加热血清试验（toluidine red unheated serum test，TRUST）阴性提示既往感染；抗核抗体IgG滴度1∶160，抗可溶性核蛋白抗体和抗着丝粒抗体阳性；此外，完善心肌酶谱、肌钙蛋白、糖化血红蛋白、肿瘤标记物、甲状腺功能、脑钠肽（brain natriuretic peptide，BNP）等检查均没有发现异常。

考虑到病人情况复杂，医疗组决定为病人安排一次多学科病例讨论。我还记得那是一个周三的下午，在门诊的讨论室，血液科、风湿免疫科、神经外科、骨科、麻醉科、放射科的会诊医生坐到了一起。风湿免疫科会诊老师的一句话让我至今印象深刻："强直进展到这种程度，甚至出现颈髓压迫，这可真是罕见，都可以写个Case Report（病例报告）了。"最终，在充分评估了病人的内科治疗方案和手术风险以后，神经外科和骨科决定在手术台上合作，共同重建病人的"脖子"，只是这种重建"似乎不太高明"。为了防止疾病进展压断病人的颈髓，只能做后路减压及枕颈融合术，这意味着，接受手术以后，病人的脖子将彻底失去旋转功能，就像戴了一个终身颈托，一天24小时脖子都被完全固定在一个方向上，头不能转动，只能直直地平视前方。我自己只是想想，就觉得好痛苦。病人真的会接受这样的手术和这样的结果吗？

第二天上午，日常查房，任务之一就是询问病人的治疗意向，并联系病人家属来做术前谈话。我突然想到了病人"离异"且只有未成年的儿子来陪着住院的事实。"晓风老师，这要怎么做术前谈话啊？""没事，我们问问他。"在病人床旁，老师们和他谈了很久，关于手术后脖子丧失功能的结局，关于手术风险极高，若术中损伤可能"下不来台"，以及颈髓损伤不可逆、术后也不见得就能缓解症状的残酷现实。但他的回答很简单、很坚定："来都来了，我肯定要做手术的，我相信你们医院的技术。"我突然意识到，我们要做的，竟是让他降低对手术的期待。谈到谁来签字的时候，我明显观察到了病人的犯难和不安，他说："医生，我自己签可以吗？虽然我有两个侄子，但他们都很忙，也不在杭州……"我回答道："不行，必须有家属签字的，特别是像你这种高危险的手术。""那我联系一下……"病人回答。

谈话那天，是一个下午，病人的两个侄子像完成一项任务似的出现了一下，没有对手术风险有太多关注，也没有太多的提问，只说尊重病人自己的选择。我都有那么一点怀疑，他们是真的家属吗？但也可能，旁系亲属就是这样……完成了必备的术前流程，团队开始推进手术准备，但突然收到了来自手术重要合作方骨科的"温馨提醒"：像这个病人这样的枕颈融合太少做，我们医院骨科没有耗材，耗材要不等医院批准进货采购，要不病人自己联系购买。很无奈，我又成了"坏消息的告知者"。但其实是，除了做手术以外，长期戴颈托也是个备选项。说实在的，这个手术有点"吃力不讨好"，风险高、流程烦琐、费时间，若因为耗材问题劝病人接受保守治疗，似乎也是个不错的选择。意料之外的是，病人还是那样坚决，耗材也希望由医院出面采购——他相信我们医院的效率。

令人庆幸的是，我们没有让病人等太久。大约几天后，采购方案就成功过审，耗材在半个月内成功地送到了手术室。手术那天，我是二助。记得术前准备的时候，一助宝哥指导着我们摆好了体位，之后又东看看、西看看，前后左右变着角度看了好几遍。"今天怎么这么仔细呀？"我好奇地问了句。宝哥不急不缓地说道："做完手术，他的脖子就不能动了，我们要尽可能选个最正的方向。"那天的手术做了好久，神经外科开场，大约3个小时后，骨科上阵……忘了那台手术最终花了多少时间，只记得早上8点前进的手术间，中间大家轮流下台吃了午饭，送病人回病房的时候，天已经黑了。

手术是成功的，但很遗憾，我们对手术效果的预判也是准确的。手术从根本上避免了病人的颈髓受到进一步损伤，解除了局部颈髓的压迫，但似乎并没有减轻患者的痛苦。每次去换药，病人都有一些新的症状，或是脸部的麻木，或是颈后的异常响动，我觉得病人还需要时间去适应他的新颈椎。换药是一项复杂的大工程。趁着换药的时机，我向他详细解释了手术的流程以及可能产生的损伤，如此反复了好几次，没想到，这种"话疗"方式真的发挥了作用，病人的不适感有所减轻。不过，令人遗憾的是，他右下肢活动不灵活且伴有疼痛的状况一直未见好转。终于，大家都想到了这会不会是局部病变的原因。一查足部CT，果然如此，可能是长期使用激素的原因，病人的右足已经出现了骨坏死。我不禁想，如果病人最早查出的问题就是右足骨坏死，会不会直接去骨科做治疗？甚至都不会发现颈部的问题。如果不做颈部手术，只做"脚痛医脚"的治疗，病人的不适感会不会反而更少一些？

几个月后，再了解到病人的近况，已是在门诊系统的就诊记录里。病人还在主任的门诊随访就诊，主诉仍然包含右下肢活动不灵活；病人也在骨科门诊就诊，希望通过对右足骨坏死的治疗进一步改善症状。我想，对于严重影响功能、需要艰难抉择的手术，手术结束、患者出院并不是终点，而是一个新的起点：病人已然"不能低头"，颈部的钢钉使他只能平视前方、面对一切，他的前方有生活的艰难、疾病的折磨；而作为手术医生的我们，也必须"永不低头"地继续和病人一起，面对来自疾病和手术的种种未知挑战……

回国后的第一个夜班

张 浩

我是一名内科医师。

在我回国后的第一个值班夜，"小确幸"与我不期而遇。

"喏，这个苹果给你！"下午6点左右，洪医生把一个又大又新鲜的富士苹果递到我面前，对我说："嘿，浩哥，你可别说我迷信哈，在咱们医疗圈里苹果寓意平平安安，它定会保佑你今晚在病房里值班顺顺利利的！""谢谢你，洪医生，你真是太体贴了！"

洪医生和我相识于呼吸内科。该科作为省重症医学示范基地，专注并致力于呼吸系统各类疑难杂症的预防、诊断与治疗。转诊至此的患者大多处于肺病终末期，怀着迫切的心情寻求专业的医疗救助。来自各行各业、说着各色方言的陌生面孔每天都会络绎不绝地在病房中穿梭，倘若你是初次踏足此地，那嘈杂的病房、走廊上熙熙攘攘的人群，或许会让你恍惚间误以为置身的是超市而非医院。

"终于忙完了，回家！再见啦……"洪医生如释重负地走出办公室，留下我一个人。刹那间，原本繁忙拥挤的办公室变得宽敞而静谧。

起初，这是一个平静的夜晚。在病房收治的45名患者中，只有几位病人偶尔会按下床头的"求助"按钮。虽然他们呼叫的原因多种多样，但其中大多数患者的生命体征都很稳定。作为一名经验尚浅的医师，我很幸运在首次值夜班时碰到一位善解人意且经验丰富的搭档——阿梅姐。阿梅姐是一位资深护士，她不仅积累了大量照顾重症患者的经验，还展现出极强的团队合作意识和作为一名可靠队友的卓越品质。每次铃声响起，她都会陪我走到患者床边，认真地倾听患者的主诉，善意地提醒我可能遗漏的诊断或医嘱要点，并耐心地鼓励我在临床决策中要相信自己的判断。在妥善处理了需要帮助的患者后，已是晚上 10 点半，我回到值班室，斜靠在椅子上长舒一口气。除了墙上时钟的"嘀嗒"声，整个病房安静得都能在走廊上听到一些患者的鼾声。倦意突然袭来，我打着哈欠，盯着桌上的苹果，思绪不禁飘回到六个月前……

"浩，你为什么要放弃在加拿大打拼的一切，突然决定回中国呢？！"在得知我打算博士毕业后回国的计划后，我的导师——贝丝——满脸困惑地问我。"我还记得你加入我团队的第一天，你就告诉我，你立志成为一名优秀的医生。"她接着说："你知道的吧，在这里当医生，社会地位更高，收入也更可观，况且你还能享受到舒适悠闲的生活。"看着她的脸，显然，贝丝的困惑没有打消，她急切地想要了解我做出这个决定的原因。"我知道你为这个目标付出了超乎寻常的努力。我是说，想想你这些年在这儿积累的人脉、语言优势和丰富经验，如果选择此时回国，那这一切就都白费了！"我凝视着她的眼睛，沉默地点了点头……毋庸置疑，导师是出于对我个人利益考量的角度试图说服我。然而，彼时我的沉默，实则是对回国服务同胞患者的热情和决心与对所选择未来的忧虑和不确定性的激烈碰撞。

"叮叮叮……"值班手机突然响了，"刺耳的"声音在狭小昏暗的值班室里回荡，也打断了我的思绪。揉了揉惺忪的睡眼，我迅速接起电话。"张医生，请快到护士站来，"阿梅姐急促地说道，"刚从急诊室转来一位重症肺炎患者！""好的。患者基本情况怎么样？生命体征稳定吗？"我心头一紧，几乎本能地问道，此刻所有的困意都已烟消云散。"不是很乐观，患者的血氧饱和度（SpO$_2$）在 10L/min 的给氧速率下仍低于 90%，"阿梅姐补充道，"而且患者是外国人，存在语言障碍，我们可能需要你帮忙翻译！""好的，我马上到！"我一把抓起听诊器，边回答边迅速起身。

来到床边，监护仪不断发着警报声，而患者双眼紧闭，呼吸面罩下（给氧速率 8~10L/min）的嘴巴快速张合，与之伴随的是急遽起伏的胸廓。长时间高流量吸氧，让患者的嘴唇出现干燥脱皮。显然，由于肺部炎症，她存在严重的呼吸困难，病毒攻击导致的弥散功能障碍正迅速恶化为急性呼吸衰竭。作为急诊收治的主管医生，周医生先向我们简单介绍了当时的情况："下午患者是一个人来的急诊室，情况相当严重，她咳得不行，体温也很高，更糟糕的是语言不通，她只会说意大利语。"周医生润了润喉咙，继续说道："而且当时患者精神很差，其他家属一时也联系不上，我们跟她的沟通基本上是靠手机翻译的。

但即使这样，我们了解到患者是一位单亲妈妈，早年丧偶。由于没有多少教育背景，她在当地一家小工厂上班，靠着微薄的薪水，日复一日勉强维持生计，并且她唯一的女儿露西念完了大学。"周医生停顿了几秒，说："毕业后，露西来到中国成了一名音乐老师。这次，她妈妈从意大利远道而来，就是来看望女儿的。遗憾的是，由于发病时间短（6天），我们无法确定她是在旅途中还是在国内感染上的病毒。此外，我们还需警惕排除肺部是否存在其他病原体感染。"露西补充道："我妈妈刚到我住处不久就开始咳嗽，但一开始还没有这么严重，没想到……"女儿眼里噙满泪水，几乎用乞求的语气继续说道："医生，请救救我妈妈！她是我唯一的亲人，对我来说，她就是全世界。她不能就这样离开，因为她才刚刚开始享受属于自己的人生……""我们明白，我们会尽力……"周医生和我神情凝重，不约而同地回答。

尽管在急诊室已对患者使用了足量的抗病毒药物和激素治疗，但炎症标志物，如白细胞、C反应蛋白和降钙素原，仍然显著升高，这都表明其体内正在经历一场强烈的"细胞因子风暴"。更糟糕的是，患者双肺的X线片显现出所谓的"白肺"征象，这提示肺部有大面积炎症，而极度升高的D-二聚体值也让我们意识到深静脉血栓形成的可能性大大增加。这些都是极其致命的风险因素。

鉴于此，周医生与我立即通过电话向呼吸内科负责当天收住的医疗组组长（黄主任）汇报与请示。出乎我们意料的是，这位严谨、优雅且敬业的主任在不到15分钟内就赶到了病房。在那个深秋的寒冷午夜，她一个人在大街上蹬着自行车急匆匆地赶到医院，来不及喘口气，她径直来到患者床边，准备进行全面的体格检查和详细的病史问诊。然而，患者既不会说中文也不会说英文，女儿露西的中文也只在基础水平上下。这无疑给医患沟通带来了极大的困难，尤其是在这种需要双向交流的紧急情况下。得益于早前出国进修的经历，虽现已过去多年，黄主任的英文口语水平依然在线，她向患者女儿详细地询问了患者的发病经过及相关既往病史。同时，面对露西提出的关于母亲当前病情及诊疗计划的疑惑和问询，黄主任亦耐心细致地做到一一答复。"小周，咱们团队中有没有哪位年轻医生口语说得比较好的？"黄主任轻轻地问周医生，"并且愿意接下来几天主要负责这位国际友人患者的？""小张（指我）刚从加拿大回来！"周医生高兴地喊道："他英语说得很流利，而且我知道过去几周他一直在带教咱们的国际医学生。他可以做管床医生并为咱们团队提供一些翻译支持！"听到这话，黄主任紧锁的眉头略微舒展，说道："那太好了！小张，你想锻炼一下医患沟通的能力吗？"黄主任扭头向我说道："别担心说错，我会在旁边一同参与，对内容进行纠正和补充的。""我愿意！"我满口应道。随后在黄主任的协助下，我向露西更详细地解释了病情背后可能存在的病理机制，我们将采取何种措施来排除和确认诊断，以及在此过程中可能出现的结果和相应风险。为了确保患者家属充分理解患者的病情和相应的诊疗风险，黄主任还特意要求所有的"知情同意书"均需中英文双语。在交谈中，我们也更进一步了解了患者的背景以及她对个性化诊疗的偏好，比如："由于信仰原因，她对导尿管感到非常不舒服，能否改用纸尿裤？"露西询问道："除了慢性疱疹外，她十年前还被诊断出患有癫痫，一直处于长期服药状态……"

与此同时，黄主任在办公室里布置好了电子设备，准备立即启动一场线上疑难病例讨论会。科室内所有资深医生在收到线上邀请后，立即接听了来电。会议中，没有人抱怨美梦被打扰，而是认真地围绕当前病情疑难点展开讨论，即患者的症状是由新冠肺炎引起的，还是需要鉴别包括心脏在内的其他器质性疾病，在此种情况下，就"托珠单抗"是否适宜应用在这位患者身上，大家提出了各自的专业见解和支持证据。在旁一同参会的我，也打开小抄本，认真做起了笔记：患者目前的重症肺炎、新冠病毒感染诊断明确，氧合在短期内迅速下降，但胸部CT并不完全符合典型的新冠肺炎表现；而且，患者尚有不能解释的心脏不适症状。另外，"托珠单抗"一方面能够有效抑制肺部存在的急性炎症反应，另一方面它亦常被用作免疫抑制剂，一旦误用，也会产生难以避免的副作用。此外，这类药物目前尚不在医保报销范围内，相对高昂的治疗费用也会给许多家庭带来经济负担，让人进退两难。

就在大家犹豫之时，更糟糕的是，患者开始出现心力衰竭的迹象——脑钠肽水平持续升高。"病人快不行了，我们必须立即采取行动！"带着这些担忧，我们再次把唯一授权人露西叫到办公室，黄主任拿出一张A4纸，在上面写写画画，将患者目前病情、可能存在的治疗方案和相应的转归及并发症，以流程图的形式，用全英文表述得清清楚楚。在整个讨论过程中，露西瘦弱的肩膀始终颤抖不已，说："这是我在国内的银行账户。"露西时断时续地抽泣着，并借用了我的圆珠笔在一张空白纸上写下一串数字，说道："我一共存了62158

元人民币，医生们，请用你们认为合适的任何治疗方法去救我妈妈。我相信你们！"

在征得露西理解并支持的情况下，我们决定首先应用最低有效剂量的"托珠单抗"，并密切监测患者病情变化予以及时调整。在接下来的几天里，一个多学科医疗团队迅速组建，为患者提供了综合性且个性化的对症治疗，包括癫痫发作（神经内科）、心律失常和心功能下降（心血管内科）、带状疱疹（皮肤科）、药物性肝损伤（消化内科）、用药（药剂科）及营养评估（营养科）。露西在整个治疗过程中也发挥了不可或缺的作用，她日夜陪伴、守护在母亲身边，并及时地向我们反馈病情变化。令大家感到欣慰的是，大多数指标，尤其是肺部炎症因子和炎性渗出物，都在稳步好转，朝着恢复的方向发展。

最终，在入院后的第13天，患者出院了。母女俩激动地相拥，欣喜之情溢于言表。成功的案例值得庆贺，也令人鼓舞，在那一刻，之前的彷徨和焦虑都在患者康复所带来的喜悦中烟消云散。诚然这一次我们是幸运的，命悬一线的患者在经验丰富的主任医生们的把关下，及时得到了多学科诊疗团队系统而科学的治疗，才得以死里逃生。然而，作为如履薄冰的一线医疗从业者，我们能够拍着胸脯对病重患者及其家属们保证每次做的医疗决策都是通往康复与痊愈之路的吗？倘若这位重症肺炎患者对于"托珠单抗"的应答不佳，出现了严重的药物副作用，从而导致治疗失败，我们又将如何面对患者上着呼吸机，家属没有经济能力维持后续高昂治疗费用的场景呢？治疗结果永远存在不确定性，不分国界，那么在不同的社会环境和福利体系中我们又该如何面对和应对那些治疗失败的案例呢，等等。在跟患者挥手告别之后，回到办公室的我，再次陷入了沉思……

通过这次充满波折的夜班经历，我对未来的医师生涯充满了信心。黄主任团队在诊疗这位意大利患者时所展现出的姿态、风采和专业素养，也许正是我放弃在加拿大的一切，回到祖国接受临床工作的原因。或许你会说，这位外国病人的成功痊愈并不一定具有代表性，作为一名国际友人，她得到更高的重视和更好的医疗资源。诚然，在日常诊疗活动中，遇到外国病人的概率确实相对不高，我们也在治疗该患者的过程中数次接到意大利驻中国大使馆的致电问询，但这实际上并未影响我们后续管理和诊治该患者的过程。以每一位病人和服务对象为中心，相信循证、参鉴指南、实行标准化管理，恰恰是这家百年名院的烫金名片。换言之，面对着每天如潮涌进院寻求医疗帮助的患者同胞们，我们都将以相同的且最高的医疗标准服务于他们。时代在巨变，毫不夸张地说，世界上没有任何一个地方能像我国这样，在保证高质量医疗的同时，又能保持高效率且低费用地为患者提供如此专业的团队化诊疗服务。而作为一名年轻医师，有幸回国见证、亲历、学习、成长与助力，我为自己当初的选择感到万分欣慰！医学之路漫长且孤独，但当我抬头，望见如此多优秀的先行者与并肩前行的伙伴们，我坚信，在未来的路上，我不会感到孤单……

超哥又哭了

祝昀辉

新的一个月的第一天，我们正在对接上个月留下的病人时，就接到护士的电话，声音有些焦急："超哥又在呜哇大叫了，快来床边看看吧。"我一脸茫然地看着吴主任，试图用面部表情表达我的疑惑："我刚接手的这个病人，甚至连病历都还没来得及看，需要怎么处理？"吴老师倒是云淡风轻："哎，又头痛了吧，羟考酮都已经用上了，先去床边看下，安慰安慰。"我当时还不知道，接下来在呼吸科的两个月里，超哥的呼唤会成为每天早上九点的准确报时。

超哥是18楼的熟面孔了。与那些反复入院的高龄病人不同，超哥只有34岁，这次是首诊入院。大家对他的熟悉来自他迁延多变的病情以及随之延长的住院时间，和他那点"有但不多"的意志力吧。

超哥的身体在2个月前出现了崩溃的征兆。最初的报警信号来自左耳，耳痛、耳道流脓和听力下降，卫生院诊断的中耳炎还没来得及折磨他，接踵而至的症状就将他拽入悬崖。来到我们医院急诊室的时候，这把锋利的刀刃——疾病已经深入他的身体，引起了发热、咳嗽、耳痛、牙痛、鼻炎、面瘫、头晕、头痛等诸多不适。在"中耳炎"之后，伴随的是他的人生也被悄悄按下了暂停键，只剩下一个身份——患者。在急诊留观室，从头到脚的症状让接诊医生觉得颇为棘手，早早地安排上了感染科、神经内科、五官科的多学科会诊，至少得先摸清一个方向，确定下一步的收治专科吧。最终，胸部CT检查发现的肺部大量空洞和感染病灶把他送来了呼吸科病房。

在临床经验丰富的吴主任面前，超哥的诊断并不是什么难题——肉芽肿性多血管炎（granulomatosis with polyangiitis，GPA），是抗中性粒细胞胞质抗体（antineutrophil cytoplasmic antibodies，ANCA）相关性血管炎中的一种——更何况，吴主任正是这方面的专家。这是一种较为罕见的、不明原因的全身小血管炎症引起的自身免疫性疾病。顾名思义，这些坏死性炎症可以在全身上下的小血管中流窜，自由地选择想要攻击的目标。因此，ANCA 相关性血管炎在临床上缺乏特征性表现，往往表现多样，患者从头到脚、从皮肤到内脏都可能出现病变，所以比较容易漏诊和误诊。超哥的症状还较为典型，他的血管炎范围很广，肺部受累、鼻窦、喉咙和最早出现的中耳炎，都是 GPA 里常见的病灶。看到他似乎是翻开了教科书，"血管炎"章节里的大多数症状在他身上都能看到生动的案例。不过至少他从头到脚的种种病症都可以归因于一种疾病来解释，多少也算是幸运吧。

在免疫抑制治疗出现之前，GPA 的预后很差，如果没有有效的治疗，这种自身免疫病通常是致命的：6 个月的死亡率约为 60%，1 年的死亡率高达 80%。好在免疫抑制剂的出现，尤其是糖皮质激素联合环磷酰胺疗法给了患者一线生机。利用环磷酰胺这类细胞毒性药物对免疫的抑制作用，可以减轻免疫系统对自身血管的攻击。显然，这是一把双刃剑，长期使用环磷酰胺会有严重的不良反应，包括继发感染、骨髓抑制和膀胱肿瘤等，部分病人不是死于疾病，而是死于治疗相关的副反应。而对超哥来说，血管炎引起的严重肺部感染、中耳炎和面部的多处脓疮让我们对免疫抑制剂的使用陷入了矛盾的两难：我们需要免疫抑制剂来降低血管炎凶猛的火力，同时又要免疫系统抵抗细菌对全身器官的感染。只好在最强有力的抗生素的覆盖下，维持着低水平的免疫抑制治疗，同时一边及时地调整抗生素的用法避免多重耐药菌种的出现、一边谨慎地加用药物控制血管炎。就这样，我们只能推着超哥在血管炎和感染两者之间小小的夹缝中艰难行进，反复谨慎地调整用药，以期达到平衡，防止他被任何一边淹没。而面对需要及时调整的治疗方案，超哥并没有表现出像很多患者那样的担心甚至是怀疑，也没有焦虑的家属急不可耐地找我们沟通；他配合得简直像个工具，倒让我们产生了一种反常的不适应。

当然，超哥也许是无暇关注这些。在这之前他每天要面对的最大敌人，是疼痛。"痛得要命，头痛、脸痛、牙痛、耳朵痛……"每天查房都能看到超哥保持着同一个姿势：半瘫倒在病床上，疼痛或者是燥热从来没有让他好好地穿过病号服，要么在大声叫嚷发泄着痛感，要么已经是哭喊累了在喘着粗气呜咽呻吟。几年前，因为意外更换的一只义眼挂着几颗泪珠，在他面瘫的脸上尤其不自然。每天他都发现自己仿佛置身于疼痛的狂潮之中，无法自拔。我们查房时也少不了对隔壁床的问候，超哥的哭喊已经严重影响了整个病房人的休息。没办法，疼痛还是来源于血管炎的活动，在病情允许加大药量之前，我们能做的只能是对症治疗。五官科和造口小组的医生隔天来床边给他流脓的耳道和脸上抠烂的脓疮换药，止痛药的级别也只好一升再升。在羟考酮的帮助下，超哥的疼痛终于有所减轻，他的哭喊和护士的电话开始固定在了每天上午九点。超哥耷拉的眼睛还要努力展现出仅剩的坚强："现在……现在就上午痛了，熬到中午就还好了。要不……试试把止痛药减下来吧。"但事实证明这只是口嗨：羟考酮减量之后，他的呜哇喊叫又继续贯穿白天黑夜，他不得不承认，止痛药的疗效远超自己的意志力。在接下来的几天里，只要我们尝试给他的止痛药减量，他就开始变本加厉地疼痛；甚至只要看到发上来的药片数量变少，就会开始叫唤。这让我不禁怀疑这样的疼痛更多的是来自他的心理作祟。

但被我们忽略的一点是，超哥的孑然一身似乎会让他的病痛更加挣扎。至少我在病房中从未见过他的家属，尽管事先告知他某天的检查需要家属陪同，他也总是以"家属没空、很忙，我自己下去就行，我可以找个护工"冷漠地拒绝，将对话截然终结。然而每谈及此，他零星的自立和坚强仿佛是一场悲凉的戏码，掩饰不住他深深的落寞。在这场疾病的风暴中，超哥如同一条漂泊无助的木船，每一次疼痛都像是在提醒他生命的脆弱。他的呼号或许正是对这场风暴中缺乏港湾的无尽呐喊。想到这儿，我似乎理解了他哭闹的动机，没有倾诉的对象，没有人给他安慰和关怀。尽管我们在诊疗中竭力抽丝剥茧、挖空心思调整用药、反复权衡激素的用量，但在超哥眼中，我们似乎只是医学仪器和药物的影子，而他只是提供了一个周身发炎的血管和满是空洞的肺。那个没有家属陪伴、哭天抢地的超哥，仍然如同孤零零的树叶一样在生活与医学的难题里，孤独而反复地摆荡。

好在，病情逐渐控制，超哥的心境也渐显晴朗，对他的痛苦心有戚戚焉的医护们也可以不必日夜守望他的哭嚷。GPA的肆虐让他的身体千疮百孔，回归正常已成为一种奢望；但达到出院条件的那天，超哥还是久违地微笑着接过出院小结，长长的诊疗经过记录着我们和他共同的努力，而同样纷繁的出院带药也暗示着这张熟面孔不消多久就又会出现在病房里，还有很多的努力要做。"你们不是说这个病还会累及肾脏吗，至少我的肾脏还好着呢。"病症的减轻让超哥重拾了一些乐观。没错，肾脏的损害往往预示着疾病的快速进展和不妙的预后，所幸肾脏损害成为 GPA 三联征中超哥唯一未出现的症状。"是的，所以切莫擅自停药，一个月后再来住院，复查调药。祝你一切顺利。"吴主任温言嘱咐。

出于安全考量，我们习惯性地建议让他未曾露面的亲人来接他出院。"我自己打车走就行，医生，感谢，下个月再见。"但愿如此，下个月之前可别因为病情加重先到急诊报到了。在医学上，我们只能短暂而暂时地解决他危机四伏的当下；而面对即将回归社会的千头万绪，需要独自乘上出租车的超哥慢慢解决。

小甜的法宝

李婧怡

　　刚入秋不久的杭州，还持续着夏日的闷热。早上刚到胃肠外科病房，汗就已经出了一脑门。换上白大褂，交班、查房，我又走到了小甜的病房门口。

　　小甜是胃肠外科的"老"病人了，我到科室轮转的第一天，就接到了写小甜的住院阶段小结的任务，这是本次她在胃肠外科住院的第 30 天。

　　小甜人如其名，是个相貌出众的"甜妹"。大概是因为消化系统疾病对身体的消耗，她瘦瘦的，显得脸越发地小。两只大眼睛水汪汪的，即使是生病在床也能看出它们曾经神采飞扬时的光芒。可是现在的小甜，虚弱地躺在病床上，瘦得小腹凹陷，肋缘和骨盆边缘共同围出了一块"盆地"，腹部正中的切口感染、渗液，肠液和肠内容物随着她的呼吸时腹部的轻微起伏而缓缓流出。伤口的刺激和疼痛，连同秋老虎的燥热一起，把她折磨得满头大汗。她的头发湿湿地贴在头上，这个才刚过 30 岁生日的姑娘，在病痛的折磨下显得老了五六岁，看着让人不禁心疼。

　　小甜是胃癌术后患者。2020 年的夏天，不幸确诊胃癌的她，接受了腔镜辅助下的胃癌根治术。手术结束后，小甜和丈夫松了口气，庆幸得到了手术治疗后，心理负担大大减轻，又可以像健康人一样生活了。然而好景不长，术后第 3 年，突然有一天小甜感到肚子痛，一开始只是隐隐约约地痛，慢慢地越发加重了。小甜和丈夫急忙来到老家的医院。"运动了吗？吃了什么东西？"医生没有找到小甜肚子痛的诱因，说："做个CT吧。"CT检查结果：部分肠壁增厚水肿伴套鞘样改变，肠套叠？右肾结石，肝脏钙化灶，肝脏低密度结节，胃术后改变。老家医院的医生给小甜用上了抗生素，抗感染治疗＋抑酶止痛解痉等治疗，可是药输进去了，小甜的腹痛却毫无缓解，大便也一直没有解。小甜渐渐地越来越没胃口，睡眠也受到了严重影响。眼看着状况越来越不好，小甜只好转而来到大医院，又住进了她曾经住过的胃肠外科病房。

　　说起上述病情，小甜和丈夫的脸上又浮现起痛苦的神情，大概光是回忆一遍病情的进展和治疗的过程，都会让小甜仿佛又经历一次那种持续无法缓解的腹痛和逐渐虚弱的身体带来的难受和恐慌。小甜连声音都变得十分虚弱，每说一句话都要喘息几次，每过几分钟都要用干净的纱布擦擦从腹部正中伤口里流出的肠液和肠内容物，稍有不及就会流到床上，弄脏她身下垫着的护理垫。身下的护理垫上也斑斑驳驳，好像一张描述小甜病情程度的示意图。

　　"之后呢？这个切口又是怎么回事呢？"我问。

　　"做了手术，但是切口愈合得不好，医生说出现瘘了。"小甜的丈夫回答。

　　交谈的时候我观察这位其貌不扬的家属，他有一点发福，个子不高，仔细看看，黑色框架眼镜下的黑眼圈和头发里夹杂的几根白发宣告了他日以继夜照顾小甜的辛苦，才三十出头的他，看上去竟好像已过不惑之年。小甜的病情离不开人，切口的不断渗液让她只能躺着，而且还总得清理切口附近的流出物。可是无论什么时候去查房，小甜的身上总是干干净净，足见其家人护理的细心。渗液中的残渣太多的时候，需要一边冲洗一边吸引废液，这种持续不断的工作通常都是由小甜的丈夫完成的。每次查房的时候，面对主任的诸多提问，诸如"尿量多少？""冲洗量多少？"又或者是"残渣多吗？"这样的提问，小甜的丈夫总能对答如流。从中可以看出，他照顾小甜时的细心程度之高，各项护理措施也十分完备。对小甜的病情和治疗过程，他更是叙述得清楚明白。

　　交谈中他告诉我，他和小甜是本科时期的同学，毕业后不久就结了婚，婚后两人过着平凡又幸福的生活。小甜的丈夫是程序员，平时工作经常加班，小甜倒是工作不忙，但是会陪着加班晚归的丈夫一起吃夜宵，两人工作积极、收入可观，工作不久便攒下了一笔不小的存款，平时生活几乎没有什么压力。小甜的丈夫说，他的工作作息太不稳定，两人便想着等丈夫升职以后，工作没那么忙了再考虑备孕，没想到小甜突然就生病了。"也算是不幸中的万幸了。"小甜的丈夫语气很平静，说："要不然我这忙前忙后，还得带宝宝的话，那可真忙不过来。"我想，或许，没有孩子对他们来说，确实减轻了一些经济和精力的负担。

　　"她住院多少天，他就照顾了多少天，现在这个经济情况你也知道的，恐怕工作都丢了啊！"同病房的病人家属悄悄地跟我说。

　　我看看正在为小甜擦身的她的丈夫，心里感叹这对夫妻的不易。病痛的折磨显然让这个年轻的姑娘受苦万分，可她好像总是一脸平静，不会因为疼痛或者伤口流脓而哭泣，也不会崩溃抓狂，真是个坚强的姑娘。

　　小甜的伤口需要不断冲洗，以及每天都得换药。初期换药只是擦去伤口处肠液里的残渣，流质饮食几天后，残渣明显减少了，又过几天，渗液逐渐从棕褐色混浊变得清透，一周后，主任查房时说："好转很多了，看来冲洗是有效的。"

　　这句话真是太让人开心了，像在原始森林里迷路的人突然看到了前方的光亮，虽然微弱但足以振奋人心。我看到小甜的眼睛突然亮了，但是她的表情依旧淡淡的，又好像微微扯了扯，嘴角留下个缥缈的微笑。

　　"希望会一直变好吧。"换药的时候小甜轻轻地说。

　　"会的，会的！医生查房的时候不也说了么。"小甜的丈夫一边回应，一边洗着给小甜擦脸的毛巾。小甜听后，笑了笑，点了点头。

　　随后的每次换药，可以清楚地感受到小甜更加积极的配合状态。即使每次擦拭得再轻，伤口受到刺激的疼痛都会让小甜反射性地一抖，但是小甜咬咬牙忍住了。"没关系，不疼的。"小甜反过来安慰我。"谢谢医生。"换完药以后，小甜的丈夫一边给她擦汗一边说。看着小甜额头上细细密密的汗珠，我心疼，但同时又为自己的无能为力感到失落。

　　又过了两周，小甜的伤口已经明显好转了，持续的冲洗为伤口的愈合提供了相对稳定的环境，减少了肠液的腐蚀和刺激作用；多次的换药和抗生素让小甜的感染得到了控制。慢慢地，小甜可以进食了，从流质过渡到半流质，我们陪着小甜一次次尝试。若渗液中出现残渣便转为流质饮食，若残渣明显减少便尝试半流质饮食，终于即使进食半流质饮食残渣也明显减少了。查房的时候，大家看到这样的进步，都露出了笑容：我们的努力是有用的！

　　就这样又持续了几天，又一次查房的时候，主任说："我们可以试试再做一次手术了，看看能不能把瘘的部位修补起来。"我在小甜的眼里看到了复杂的情绪：她很期待手术，但好像又有些顾虑。换药的时候我问："怎么了？你不希望马上手术吗？""手术当然是想做的，但是我怕又像这次一样长不好伤口。"小甜的丈夫示意我跟他单独聊聊，到了门外他告诉我，小甜一直是个乐观坚强的姑娘，当初刚确诊胃癌的时候，还是小甜反过来安慰丈夫，说现在医疗技术这么好，早发现早治疗一定会没事的。胃癌术后，小甜从来不把自己当作病人，工作之余，她还爱上了做手工，做了好多小玩意儿送给亲朋好友。原本大家都以为手术做完了就没事了，可谁想到竟然出现了现在这个情况。而经过这么长时间的治疗，逐渐好转的伤口状况让小甜慢慢又恢复了她的乐观，但是今天突然听到要准备再次手术，小甜难免还是有些担心。

我了解了，但还是得跟小甜解释清楚："手术当然是有风险的，但我们还是得解决这个伤口的问题，对不对？你的身体状况已经好转了很多，主任说可以做手术，这肯定是他综合评估你的身体情况后的考量，你应该相信自己。"小甜点点头，眼睛里的光好像变亮了。

完成一系列术前检查和术前准备后，小甜的手术开始了。持续的冲洗和频繁的换药对她的伤口情况帮助很大，再加上她坚强地忍住疼痛、配合治疗、努力地克服胃口不好的影响努力进食，小甜的身体状况和伤口状况明显好转。手术很顺利，接下来的愈合又要交给小甜自己了。

几天后，我离开了胃肠外科。小甜的伤口还没有完全愈合，但是渗液明显减少了，新放入的引流管也通畅，小甜可以稳定地进食半流质了。没有了随时随地要清理的肠液，也没有了持续的伤口疼痛，她的精神状态也变得越来越好，一切都在往好的方向发展。小甜和丈夫告诉我，等出院后他们准备搬到杭州来，就住在离医院不远的地方，方便后续的复查和疗养。家里还有一些积蓄，小甜准备用她的手工活开个小店，平时可以开课，还可以卖一些成品，这也是她自己喜欢做的事情。小甜的丈夫已经找到了意向的公司，继续做程序员的工作。"住得离大医院近点也放心，有什么事情可以及时治疗。这回我要求不能加班了，工资低点也没事的。"小甜的丈夫笑呵呵的，他俩脸上都是对未来生活的憧憬和希望。

一个月后，我在医院里偶然遇到了小甜，她说现在伤口恢复得虽然慢，但是愈合情况良好。相信这些都跟她的坚强和积极以及她丈夫的细心照顾分不开。我想这是因为，爱和坚持永远都是战胜困难的必胜法宝吧，不仅是小甜的法宝，也是我们所有人都能拥有的法宝。

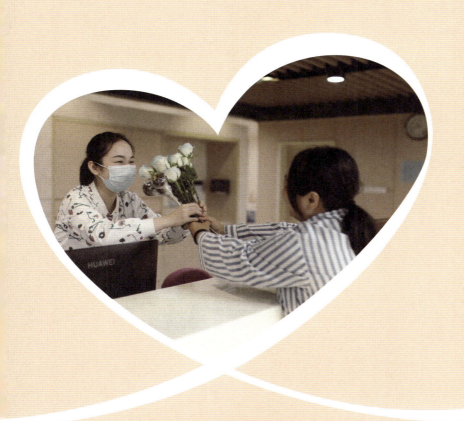

以爱沟通

医学人文心

张立超 摄

难搞的老夏

吴帼军

一

很平常的一个消化科的下午，主任早早地就在群里发了今天的出入院名单，今天我要收一个腹痛病人。作为年轻医生，我的日常工作是接诊刚入院的新病人。

病人的名字已经从医院信息系统（hospital information system，HIS）中的待入院区进入了床位区：8 床。我走到病房门口瞥了一眼，哦，病人已经坐在床上了，是一个瘦高体型的中年男子。我回办公室取了夹板，然后跟师兄说："师兄，我去收新病人。"师兄说："Go！ Go！ Go！"

二

一切轻车熟路。

我："是夏怀中（化名）吗？"

患者："嗯。"

我："老夏，您好，我是李主任组的住院大夫，叫朱愿一（化名），是您的管床大夫。现在我主要是来问问您这次住院的情况，这次是因为什么不舒服来住院的呢？"

患者："哦，朱大夫。我肚子痛，你们说要我住院治疗，我就来了。"说完，他就手捂着肚子背对着我侧躺在病床上了。

我："哦，是肚子哪里痛？痛多久了？"

……

老夏只是躺着，没有理我。

我："嗯？（提高嗓门）你肚子是哪个部位痛？"

……

老夏依旧没有理我，但我知道他肯定听到了。我就向床边靠去，想看看他。

我："你现在怎么……"我话没说完就被他大声打断："说了就是肚子痛！你把我肚子痛治好就行了！问什么问！"

这一刻我突然被他说得有点蒙，这是我进临床来第一次问病史遇到这种事。我所在的医院在国内也是享有盛誉的大医院，由于就诊人数众多，平常一号难求，能住院更是难上加难。大部分患者住进来了巴不得把所有知道的不知道的、网上搜到的、亲戚朋友说的一股脑儿全说给你听，很多时候我在问病史时为了提高效率也不得不适时打断他们。但是，今天这个病史问的，我只能是从未设想的道路了。

短暂的惊讶后随之而来产生的就是逆反情绪：我问你病史那是想好好给你看病，你吼这么大声做什么？我问详细点是对你负责任。真是无语……

当然，这些想法也只是在脑中一闪而过，表面上我还是很镇静，保持一个专业的形象，继续问道："你现在很疼吗？在哪里？在这里吗？"我简单地给他做着腹部触诊。老夏并没有回答我，只是侧躺在床上，背对着我，手依旧捂着肚子，只是在我快触及压痛部位时，他说了句"是的"。

我见他表情和姿势并没有表现出特别痛的样子，预估VAS（visual analogue scale，视觉模拟评分法）在2分左右，便想着先把病史问下去，等会给师兄汇报一下，看看能不能给点止痛药。然后，我便再次开始询问："这里按着会更疼吗？还是松开更疼？"

老夏没有回答我……

我："除了这里，还有别的地方疼吗？"

……

我："疼多久了？"

……

老夏："就是疼。"

我（仿佛看到希望，赶紧接话）："哦，那是什么时候开始疼的？"

……

老夏又沉默不语。

我："你现在还是疼得受不了吗？"

……

我："你把疼的地方都指给我看看好不好？"

……

我："你在别的医院有看过吗？病历和片子有带来吗？"

老夏（大声）："哎呀！你别问这么多！你把我肚子疼治好就完事了！"

我：……

……

大约经历了两三个这样的来回，总是我问三句他答半句，有的答非所问，有的则是用很大声、很冲的话来回应我，我有些沉不住气了。他的行为把我对他的所有热情都消磨殆尽，我原本想着去仔细问问病史、希望能尽我的职责和能力尽可能地去帮助他，但是现在，我真的只想把我的夹板甩在床上然后直接摔门而出，或者就是跟他吼："是你要来看病又不是我求着你！你当进医院看病是来享受五星级酒店服务了是吧……"

当然，我很理性，我深刻明白我的身份。作为一名年轻医生，我的责任是收病人，不能病人没收好，反而跟病人吵起来了，那可真是太糟了，一是我不想给师兄领导惹事，二是这种事情传出去也不好听。

我强忍着没有发作："那你先休息一下好了，我先给你开点止痛药，等你好点了我再来问。"说完，我就以我能走的最快速度走出了病房，仿佛再多一刻我就要窒息一样。

气死我了！

三

回到办公室，我把夹板往椅子上一撂："气死我了！这个 8 床，一副完全不想搭理我的样子，这病史我问不下去了！"

"怎么了？"师兄有些疑惑地望着我。

"这个新病人，我去问病史，一点都不配合。我问三句他答半句，跟个大爷似的，很不耐烦，完全问不下去。"

"他说肚子痛，师兄你看看能不能先给他来点止痛的吧……"还没说完这句话，我心里突然有点后悔：他是不是真的肚子痛到不想说话？而不是他很傲慢不想理我？可能只是我觉得他没有那么痛，而他本人已经受不了了？我突然想起我的导师在给我上医学沟通课时讲的一个情景：一个满面痛苦的人来到诊室，作为接诊医生，这时候对患者的痛苦的关怀可能应该优先于程序性地询问病史。回看这个8床，其实我想过要给他止痛，但是这个念头很快被我略过了，我主观地认为他没有那么痛苦，所以把止痛这个选项往后靠了，想着可以先问问病史再处理，但现在我觉得自己错了。"以后还是要多注意啊！小朱同学！这种错误不能再犯！"我在心里对自己说道。

"哦这样啊！没事，走，我们去看看！"师兄从位置上站起来，继续说道："没事儿！别生气！这种事情太常见了，别往心里去。"

来到病房，师兄走到8床前，他还是侧躺着，手捂着肚子，背对着我们。"怎么了？肚子痛是吧？我也是你的管床大夫，我先给你开点止痛药，你先休息一会儿好吧。"师兄一边说一边很快地给他做了一下腹部查体，然后在床边站了一会儿，但是8床始终没有反应。这使得我刚刚做好的心理建设又破防了，我再次觉得他就是傲慢！

"没事儿，过一会儿再来看他。等下我跟你一起来，我来问好了。"师兄回办公室时拍了拍我的肩膀。

"咦，师兄，之前老师上课讲过，一些疼痛在你确认病情之前最好不要用止痛药，因为怕掩盖病情。像他这种情况可以用吗？"

"是的，止痛药不能滥用，尤其是你不确定病情之前。但是如果你对患者的情况有大致判断，或者患者很痛苦，不能配合你，对症治疗是可以的，而且系统上也会记录，这个和滥用止痛药不是一回事。"

"哦，好的。"

四

用上药后过了半个多小时，师兄领着我继续去问病史。走进病房，他还是那个姿势躺着，但是这次手没有捂在肚子上，而是在看手机。刚一看见他，我的心就猛地一紧，像是有什么东西突然被提了起来一样。我下意识地进入了一种"防御姿态"，身体和精神仿佛都做好了准备，随时要迎接他可能出现的出言不逊。但我表面上并没有表现出来，只是安静地站在师兄的身后。

师兄走到床边，轻轻拍了拍他："老夏，诶，你好。你现在好点了吗？"

他并没有动，还是看着手机，稍微间隔了一会儿，回了一声："嗯。"此时，我感觉自己的血压仿佛升到了140mmHg。

"哦，好的。这个住院啊，为了给您更好地治疗，我们要了解一下您的病情，有些东西要问问您。您主要是什么不舒服呢？"

……

老夏没有马上回答，师兄说完大概10秒，只见他放下手机，然后慢慢坐起来面对着我们，但并没有看我们，说："肚子疼。"（血压145mmHg）

"哦，具体是哪些地方痛？"师兄伸手去给他做腹部查体。

"就这里痛。"

"哦，好像有个包块是吧，自己能摸到吗？按着痛吗？"

"痛。"

"哦，那你发现这里有个包或者这里痛有多久了？"

……

"你肚子痛有多久了？"

"想不起来了。"

"那你除了肚子痛还有别的不舒服吗？"

……

"别的地方……"师兄还没说完就被老夏打断："哎呀！（大声）你别问了！你把我治好就好了！问问问，就知道问！"然后他直接又躺在床上，继续背对着我俩。（血压158mmHg）

"我们这个问病史也是治疗你的一个很重要的部分，是吧，我们不了解你的病情，怎么给你合适的治疗呢？"

……

"不是只问你，所有来医院的病人我们都要问，每个人的情况都是不一样的，了解了病情之后我们才能对症用药。"

……

老夏依旧是沉默不语。大约有 2 分钟，没有人说话，空气仿佛在那一刻凝结了。

……

"那……你如果不能配合的话，可能就只能出院了。"师兄打破了沉寂，在床边的椅子旁斜靠着坐了下来，说"那就出院吧。"然后准备起身离去。

"你凭什么让我出院！病都不治就让病人出院！"老夏突然翻过身来冲我们大声吼着。

师兄镇定地又坐回椅子上："你不配合我们，我们没办法给你治病，我是你的管床大夫，有权决定你的去留。"

"你是什么大夫？你这是什么态度？我要去投诉你信不信！"老夏怒目圆睁，仿佛要突然从床上跳起来一样。（血压 178mmHg）

师兄并没有第一时间接他的话，隔了十几秒，说："我们已经很多遍地来问你病情，但是你始终不配合，我们也没有什么办法。""我觉得你去投诉也没有用的，是你不配合我们。"

隔了大约十秒钟，他回答道："我有说过我不配合吗？我什么时候说过？"老夏此时的语气感觉明显软了下来。

"那你是愿意配合我们喽？行，那我们就好好配合好吧。我慢慢问。"

"嗯。"老夏也安静了下来。

……

就这样，师兄问完了病史，临走前跟老夏说："好的，那先这样，我们会把你的病情向主任汇报的。你先好好休息，有什么事情就叫我们。"

"嗯嗯，好的。"老夏此时就像一只温驯的绵羊。

出了病房之后，师兄跟我说："面对不同的病人你就要用不同的方法来沟通，临床上会遇到各式各样的人，人品、性格、做事方法各式各样，你需要用不同的方式去沟通。他跟我吼的时候，虽然很激烈，但我知道，快成了。"我拼命点头。

五

但是，老夏似乎并没有就此消停，入院的当天晚上就和隔壁床起了冲突，甚至误伤了过来调停的护士。第一次见教授和主治医师时，他也是口无遮拦，如同我第一次见他一般，嫌领导们问的多，以至于后来教授查房时要逆着床号查房，原因是教授觉得老夏和另一个1床的病人都需要花很长的时间在沟通上而非简单地讨论病情。很不巧，这俩还都是我和师兄管理的病人。

老夏的情况也在逐渐变差，入院的第3天晚上就出现了疑似腹膜炎的症状，板状腹、全腹压痛，于是让他禁食水。病情得到控制后，开始进食水2天，便又出现了肠梗阻，当然从后来的结果知道，这是淋巴瘤进展过快引起的。然后便又开始禁食水，用肠外营养替代。他不再那么有攻击性了，只是每天在床上躺着，病房里也很少听到他的声音。

但是，我们也没有闲下来。

老夏的病情很快就有了眉目，主任从他外院带来的CT片子里一眼就发现他腹腔内的多发淋巴结肿大，通过查体也发现他的锁骨下淋巴结肿大，结合他乏力、盗汗、消瘦的病史，高度怀疑是淋巴瘤！我们的工作也随之展开，除了针对之前说的突发腹膜炎、肠梗阻的治疗外，我们也在尽力帮他协调，完善检查，找外科加做活检，找超声科约穿刺，找病理科催结果，教授也从把他放在最后一个查房又改为每次到病房听汇报前先去看看他。他也是我们组每日汇报病情的重点……经过我们的多方联系，我们很快地拿到了老夏的病理检查结果：血管免疫母细胞性T细胞淋巴瘤！一个预后很不好的淋巴瘤。然后又联系血液科讨论转科事宜，联系介入科放置PICC（peripherally inserted central catheter，经外周静脉置入中心静脉导管）等。在这个过程里，老夏似乎也感受到了我们对他的关注，有时在病房转悠时会主动跟我们打招呼，查房时看完他后甚至还能听到一句他喊的"谢谢"。最终他顺利转去了血液科接受下一步治疗，临走前也是一直在说"谢谢"……

六

　　总有人把医患之间的关系看得太复杂，其实不过是两者在相遇之时，就如同赛道上接力的两个人一样，你给了我信任的接力棒，而我则愿意在你与疾病角逐的赛场上为你跑出一道平安健康。绝大多数时候，医生早早便候在赛道上，跃跃欲试只等接力棒送达。而绝大多数的时候，接力棒也总能稳稳地传到医生的手中，只是少数时候，医生或患者会站错了道，患者到了要接力的时候却发现医生不在自己的道上，反之亦如此。就像老夏刚进医院时，作为住院医师要去问病史的我，看到了老夏住进了病房却并没有接到他的接力棒。

　　可是那又怎样呢？传棒人和接棒人已经站在了一条起跑线上，只是站错了道需要多走几步路而已，就像善于沟通的师兄很快就找到了老夏的接力棒，并在整个医疗组的协同下慢慢接了过来。即使过程可能需要几个"大跨步"，即使过程没有那么平和，就像师兄和老夏的交流中可能有某些激烈言辞，这又有多重要？对病人来说，他已完成他的任务，对医生来说，他知道他只需全力奔跑。

不会落地的决策

梁烨华

来到急诊科，我便发现这与其他许多科室大有不同，一方面是病人更急、病情更重也更复杂，另一方面则是每位留在抢救室的患者都会首先被要求签署急诊留院观察知情同意书。

起初，在我看来这便是一项特殊的文书工作，尽管会照着知情同意书上的内容，告知患者和家属：留抢期间可能出现如恶性心律失常、顽固性休克、心脏呼吸骤停等危及生命、需要抢救的情况，并让他们明确签署"同意"或"不同意"，医务人员进行包括但不限于气管插管/切开、电除颤、心脏按压等有创抢救操作，但事实上，家属和我多是对这些字眼没有实感，甚至是回避的状态。

"有这么严重吗？"他们总是不解。"根据患者现在的情况，发生概率比较低，但也不排除这些可能。毕竟我们这里是急诊抢救室，这些风险都要事先告知您。"我尽可能给予滴水不漏的回答。听到这，大多数家属便不再追问了，大笔一挥签下"同意"二字，有些人则更为爽快："都来医院了，那我们肯定都同意的咯！"仔细想来，其实他们并不了解这些专业名词是什么意思，也不知道所谓的有创措施意味着什么，只是单纯抱着"肯定要治、肯定要救"的心态签字。显然，作为资历尚浅的医生，我也没有真正意识到。

直到那天，一位79岁突发呕血的老人被送到了急诊室。他发现食管肿瘤5个多月了，在外院进行了30次放射治疗，1个月前检查发现已经有了骨转移。这5个多月来，几乎每半个月他就要去当地医院治疗一次，长期靠注射哌替啶（杜冷丁）来止痛。1天前，他突然出现反复呕血及黑便。

老人因为长期进食困难和疾病的消耗，显得分外消瘦和虚弱。我不确定他是否确切知晓自己的病情。他只是躺在床上，一言不发。每当询问病情与谈话时，我都会被他的子女们拉到一边。两位子女倒是非常尽心孝顺，对父亲的病程和治疗方案了如指掌、对答如流。于是这次，在简单说明后，我也想当然地让他们签署了"同意抢救"的知情同意书。匆忙的工作节奏让我无暇读取空气里他们些许迟疑的态度，反而在他们拒绝做增强CT检查时还暗自纳闷：可能是2个月前做过这项检查所以拒绝吧。

当我以为已经收完病人，大功告成时，上级老师突然问我，9床家属是不是拒绝有创操作？

我赶忙否认：他们分明签了"同意"啊！

老师一脸不可置信，再次确认道：真的吗？他们接受气管插管这些有创操作，愿意去监护室？

我：是呢，我都和他们说明过的。

上级医生敏锐地觉察出了不对劲，不放心地拿起知情同意书，再次找来了9床家属。

这次，两位子女仿佛变脸了一般，在听完老师解释完抢救措施后，忙不迭地拒绝。老人的女儿推脱到我身上说："那个小姑娘啥都没说，我们知道是这样一定会拒绝的！""对啊！我们就是来医院输点液，什么检查啊、抢救啊，都没必要做……"他的儿子也连连附和道。

我哑然，当即觉得气愤和不解，明明我已经把知情同意书的内容都告知了，怎么转眼就变成"啥都没说了"。他们看起来孝顺，实际上根本不想好好治疗嘛，我心中暗忖。

上级医生没有责怪我，惋惜地说道："老人家情况不容乐观啊，他们子女也一定下了很大的决心的。"

我这才意识到了自己的问题，一阵羞赧袭来。我似乎是带着患者家属肯定会签署"同意"的态度去谈话的，在例行公事般谈话时，我并没有确切地向他们传达这些专业名词背后的含义。在我的潜意识里，已经来医院了，当出现需要抢救的情况时，为什么会拒绝抢救呢？难道眼睁睁地看着患者的生命消耗殆尽吗？正是因为我这样的预设立场乃至非黑即白的道德审判，导致同样一份知情同意书，我和上级医生得到了家属完全不同的回应。

但事实上，急诊抢救室、整个医院里，都充满了灰色地带。或许抢救对于突遭厄运的人而言，如同救命稻草一般的存在，他们经历的是1到0、有到无的打击，所以不管代价有多大，都愿意一试。但像这位老人一样的人，他们最后的生命就像蜡烛一般，在慢慢燃烧殆尽。在一次次病痛折磨、一次次入院出院后，本就微弱的生命之光，已经摇摇欲坠。

抢救，看似不离不弃的坚守、孤注一掷的孝心、放手一搏的爱意，但对于当事人本身，却可能是进一步的痛苦。这是一场赌博，要赌上患者可能最后的"相对舒适"和尊严，也要赌上家属们的心力、精力与财力。这时候，放弃抢救，何尝不是一种顺势而为、一种放手的智慧呢？

作为医生，我们的幸福感源自延缓生命、挽救生命，但有时候也可以是陪伴最后一程。是选择生命的质量还是长度，选择激烈的抢救抑或安静地离开，这些都是个人或者一个家庭的选择，它没有好坏之分。关于病人的"尊严死"，我们是近距离的观察者和参与者，却不是真正的决策者，更不能充当道德的批判者。在此过程中，我们能做的，是做尽可能多的解释、说明，帮助患者和家属去理解每种决策背后的真正含义。正如《当呼吸化成空气》一书的作者保罗·卡拉尼什所说："作为一名医生，我的最高理想并不是挽救生命，而是引导患者及其家属去理解死亡或疾病。"然后，便是遵循患者和他们家属的意愿提供相应的救助。选择放弃抢救的，要适当地给予止痛等姑息治疗，提高生存质量；选择全力抢救的，要及时采取心肺复苏术等急救措施，延长生命长度。

于是，我重新打印了一份知情同意书，静静地看着两位子女再次签下了"不同意"这三个字。在那一刻，我感觉自己仿佛一脚踏入了生死决策的灰色地带，眼前浮现的是错综复杂的个体困境画面。它涉及亲情、人际、金钱、尊严等词，这不是一拍脑门的决定，而是一场异常艰难的选择。

可是新的问题又在我心中萦绕：生命的选择权是否应该递送到患者本人手里呢？在我们国家，无论是手术，还是抢救等，往往都是默认找子女、配偶、父母，甚至兄弟姐妹来进行沟通与决策的。排除患者本人失去意识等丧失决策能力的情况，许多患者甚至对自身病情都是蒙在鼓里，对可能面临的情况也多是一无所知，这是种保护吗？是一种善意的欺瞒吗？让患者在疾病甚至死亡的迷雾里，闭上眼摸黑前行，看不到前路，真的能更有勇气地往前走吗？

我在一项大样本调查研究中得到了启发。2002—2020年，苏彤和唐云翔教授团队针对29825名肺癌患者进行了长期随访，研究发现，无论是单因素分析还是多因素分析，知晓癌症诊断是肺癌患者生存时间的独立保护因素。也就是说，知晓癌症诊断的患者生存时间比被隐瞒诊断的患者更长。在我看来，向患者隐瞒病情可能避免了暂时的心理打击，但往往使后续治疗变得更加复杂而艰难，严重时甚至影响治疗效果。当患者不知情时，容易轻视疾病、不信任医生、不配合治疗。因此，我们真正面临的或许不是"是否告知"的原则性问题，而是"如何告知"的技术性问题。如何将病情告知的过程，变得更有温度、更有关怀，是我们每一位医生都应该不断学习的。

我望向那位老人，他还是静静地躺在病床上，似乎并没有意识到在这短短半小时内发生了什么。他现在没有再发生呕血，生命体征处于平稳状态，或许什么都不会发生，他只是缺席了一场尚不会落地的决策。

接受西医的老中医

李静怡

在这个匆忙而充实的一个月中，医院的肾内科成了我与一位令人难以忘怀的患者大爷相遇的地方。他那憔悴的面容和疲惫的眼神，昭示着一段不同寻常的医疗之旅的开始。

这是一个忙碌的下午，和寻常的每一个工作日并没有什么区别。我被护士呼叫，告知有一位 70 岁左右的大爷因慢性肾脏病 5 期急性加重而入院，他是从急诊转上来的。我迅速走向大爷的病房，大爷躺在床上，脸上透露出对疾病的担忧和对未知的恐惧。

"您好，大爷，我是负责您的管床医生，请告诉我您有什么不舒服的地方？"我轻声地询问，试图让他感到舒适。大爷表现出非常配合的态度，根据病历记录所需的内容详细地进行了回答，就连一般病人抗拒回答的较为隐私的问题，他对我也没有任何隐瞒。正当我以为这会是一位非常配合的病人时，现实给了我一击，这位患者被诊断为慢性肾脏病 5 期，入院后的常规治疗是进行长期导管的放置，以及开通上肢的动静脉内瘘，正当我开始详细介绍治疗方案时，他的表情逐渐变得严肃。

"医生，我不想做手术。我是一名中医，我对自己的病情非常了解，我并不存在大的毛病，只是有些胸闷、两腿有点肿而已。我不希望做手术，手术风险大，而且康复时间也很漫长。我相信你们可以找到更稳妥、更温和的方式来治疗我的不适。"大爷坚定地表达着自己的信仰。

在听到他的拒绝后，我知道我们面临了一场融合现代医学和传统中医的挑战。由于第一次碰到这种情况，我有些不知所措，马上喊来了我的上级医生兰老师。兰老师对大爷说："我理解您对手术的担忧，张先生。您应该已经看到您的肾功能报告了，肌酐 800 多，已经达到尿毒症的标准，说明您现在的肾功能已经到了终末期。对于您目前的情况，做血透是唯一能够解决问题的方法。我们也知道您的顾虑，西医不像中医那样，站在非常整体的角度看待病人，但相信您作为一名中医也一定明白，中药并不能解决您现在的问题，而且，要是现在不解决肌酐高的问题，毒素留在身体内，给其他脏器都会带来不可逆的损害。有些病人在入院的时候会有心慌、气喘、夜间无法平卧的情况，但是进行透析之后，这些症状会缓解的。"尽管兰老师温声细语地劝说，但大爷依然固执己见。在对上级医生报备后，我们决定先进行保守治疗，并予以特级护理。仅在入院第二天的下午，大爷胸闷气急症状加重，甚至眼睛都肿得有些睁不开。在床边查看情况后，马上予利尿以缓解症状，之后，兰老师和我来到大爷床边，并再次规劝："大爷，您看，再保守治疗下去，不仅肾脏无法正常工作，心脏也承受不住啊。只有通过血透将多余的水分和毒素排出去，您才有更高的生活质量。"终于，在兰老师温声细语的劝说中，这一次大爷艰难地点头，同意尝试透析治疗，但依然坚持通过中医调理来辅助治疗。

治疗方案确定后，上级医生马上推来机器，在床边对患者的血管进行了仔细的评估。对于透析患者来说，尤其是70岁这样一个"年轻"的患者来说，上下肢的每一段血管都弥足珍贵。因此，我们建议大爷平时需要注意保护双上肢和双下肢。"有些患者血管太细、流速太高等，这些都是不合适的。"一旁的老师耐心地向大爷解释。幸运的是，通过B超检查，大爷的双上肢血管情况都非常好。"大爷，您的血管情况都非常好，您现在还年轻，才70岁，平时一定要注意保护四肢的血管，每一段血管都是您生命的延续啊。"

最终，考虑到大爷未来需终身接受透析治疗这一情况，上级医生决定为大爷开通右颈静脉长期导管，同时在左前臂建立动静脉内瘘。在内瘘成熟之前，先利用长期导管开展诱导血液透析治疗，待大爷适应透析后，便进行规律血透。在手术约3个月后，于门诊对前臂的动静脉内瘘进行评估，若没有明显异常，就启用左前臂动静脉内瘘。

手术非常成功。尽管大爷在手术后的康复过程中经历了一些适应期的不适，但通过我们对患者本身及其中医信仰的尊重，他逐渐接受了现代医学的治疗方式。诱导透析治疗的进行让他身体内的肌酐水平逐步下降，他的个人情况也逐步稳定，入院时的胸闷症状逐渐减轻，双下肢水肿症状也消退了不少。此外，在疾病的治疗过程中，出于患者的要求以及上级医生对患者疾病的考量，医生也开了一些中药医嘱进行辅助治疗，帮助大爷更好地调理，这也让大爷更安心了。这证明了现代医学与中医在某些情况下是可以取得良好的协同效果的。

在治疗过程中，我与大爷建立起了牢固的信任关系。我们进行了许多有意义的对话，我也学到了很多关于中医的知识，也意识到中医学是一门源远流长的医学体系，凝聚了千百年来中国医学的丰富经验和智慧。尽管大爷坚持用中医药辅助治疗，但也从心底接受了西医的治疗。在整个医疗过程中，我们尊重并倾听了他的意见，其间，医护人员的团结协作也让整个治疗过程变得更加顺利。

随着时间的推移，大爷的身体状况逐渐好转。在经过一段时间的治疗后，他能在适当范围内进行自我照料。同时，他的笑容也慢慢地回到了脸上。每一次检查结果的好转，都是对我们团队努力的回报。

大爷出院的日子到了，在给小结时大爷激动地说："真的很感谢你们，其实一开始我是抱着调理的目的来的，你们跟我商量手术方案时我心里是一万个拒绝，态度也不是那么友善。后面胸闷发作的时候太难受了，我差点以为要憋死了，还好你们没有放弃我！我对西医并不是那么了解，也确实曾抱有偏见，是我太狭隘了。"最后，他走出科室的大门，仿佛是褪去了一身的病痛。我们站在医生办公室门口，看着大爷与他的家人走远，心中感到莫大的满足。他在离开前转过头，微笑着向我们挥手，那是一个充满感激和希望的微笑。

整个过程不仅是对医学技术的挑战，更是对医患关系的考验。我们成功地将现代医学和中医相结合，给出一个既尊重患者信仰又科学有效的治疗方案。在大爷的治疗过程中，我们不仅仅是医生和患者，更像是共同抗击疾病的伙伴。同时，我也很庆幸在行医的早期就意识到医患沟通的重要性，这直接关系到患者的治疗效果、医疗体验以及医生与患者之间的信任关系。以下是我对医患沟通的一些看法：医生应该倾听患者的意见和感受，给予足够的关怀；一个耐心聆听的医生能够建立起更好的医患关系，患者也更乐意分享关于自己健康状况的信息。此外，尊重患者的文化信仰和实践，有助于建立更加有效的沟通，考虑到患者的不同文化背景，采用简单易懂的措辞，以确保信息的准确传达；最重要的是，医生应该对患者进行相关疾病知识的教育，使其能更好地了解自身情况，同时，鼓励患者主动参与治疗决策，使其在治疗过程中更有责任心。

在医学的征途上，每一个患者都是我们成长的伙伴。这位大爷的故事是一份珍贵的礼物，让我更深刻地理解了医学的使命和医者的责任。未来，我将继续努力，在诊疗过程中耐心倾听每一位患者的诉求，尊重他们的文化背景，在协作中完成一次次的"战斗"。

没做成的手术

方青青

  提前一天了解我所管理的患者情况，是我在麻醉科工作时养成的习惯。那天白班结束后，我和往常一样在电脑前浏览并简单记录次日手术病人的基本信息、重要病史、术前准备等情况。一共 6 台手术：3 台内镜下悬雍垂 - 软腭 - 咽成形术、2 台鼻窦病损切除术和 1 台内镜下鼓室成形术。病人都是 20 ~ 45 岁的中青年，基本情况良好，麻醉前评估签字也都已完善。

  其中只有一个患者 H 先生略有特别：病例文书显示，H 先生血压偏高 3 年，未服用降压药，自述控制可，但病房护理记录上的血压显示 145/106 mmHg，且心电图提示下壁、前侧壁、高侧壁 T 波改变，心脏彩超结果还未报告。考虑到该 H 先生今年才 42 岁，平时活动量尚可且无胸闷气急等不适症状，拟行的鼻窦病损切除术也不算很大的手术，且术前麻醉评估的同事也在评估单上勾选了"可按计划进行手术"，于是，我给他写了个备注"关注血压、心脏彩超结果"。

  第二天，手术有序地进行着。间歇，我再次打开了 H 先生的病例，当看到心脏彩超结果时，心中不禁"咯噔"一下：射血分数（ejection fractions，EF）43%，左心肥大，左室、右室收缩功能减低，左室舒张功能障碍 Ⅲ 级。在医嘱系统里，我还发现昨晚增加的冠脉 CT 血管造影（computed tomography angiography，CTA）检查和心内科会诊，可见主管医生昨晚便关注到了这个结果。心内科医生会诊记录显示：冠脉 CTA 未见严重狭窄病变（具体待正式报告），目前未提示患者存在手术心脏相关绝对禁忌，但患者 EF 低，围手术期要注意水和电解质平衡，避免水钠潴留。

  虽然心内科表示无绝对手术禁忌，但我还是有点担忧：H 先生才 42 岁，病史显示既往也没有严重的基础疾病，EF 不该这么低，难道有什么问题我没发现？于是，我将相关情况汇报给了麻醉二唤——周主任。周主任表示一会儿等H先生到手术室后，我们麻醉前再详细地评估一下。

"下一台手术就是H先生了，他才42岁，心功能怎么就这么糟糕，EF才43%。"我边准备麻醉物品边说。

"是啊，我们也纳闷，所以昨晚加急做了冠脉CTA，并让心内科老师评估过了。"主刀医生说道："不过会诊结果还行，毕竟他也就做个鼻子的小手术，等我们这边做完，后面还是要建议他再去心内科好好查查。"

H先生到达之后，我一边将血压、心率、心电图、氧饱和度等监测起来，一边问H先生"最近一次吃饭喝水的时间""有没有过敏的食物药物""有没有高血压、糖尿病等基础疾病"等一些术前常规问题。H先生表示除了血压有点偏高外，其余均无不适，常规活动、爬楼等也没有胸闷气急的感觉。此时监护仪上显示：血压178/116 mmHg。

"是不是太紧张了，"我边想边按下了再次检测的按钮，并对他说："平静地呼吸，不用紧张，一会儿打了麻药，睡一觉，手术就做好了。"监护仪上再次显示：168/110 mmHg。"看来是有点紧张，但是术后也必须让他去心内科检查一下，把降压药吃起来了。"我这样想着。

忽然，我注意到监护仪上氧饱和度的数值也在下降：90%，89%，88%，87%……我一惊，连忙喊他："你怎么了，有什么不舒服吗？"同事急速赶到头位处拍打他的肩膀。

"啊，我没事啊，不是你让我保持安静的么。"原本闭着双眼的H先生被我一惊，睁开双眼疑惑地看着我。

"你有没有胸闷胸痛，或者喘不上气等不舒服的情况？"我再次询问他，同时，我也检查了一下血氧仪的情况。血氧仪套在我手上时显示氧饱和度99%，在他的指尖却只有83%~84%。

"没有，和之前一样，都挺好的！"他有点不耐烦。但我观察到在他讲话的时候，氧饱和度居然上升了一点，到了86%，但安静下来后又开始回降。

在场的医生和护士们也发现了他氧饱和度偏低的问题，再次询问他既往是否有胸闷胸痛等不适情况，平时的活动量怎样，肺部是否有相关基础疾病等一系列问题。与此同时，我将相关状况汇报给了我的麻醉二唤周主任。

周主任急忙赶来，再次评估患者的情况后表示：以患者目前的状态，除了麻醉期间心肺疾病的风险增大，如此低的氧饱和度还存在拔管困难的问题，因此，无法进行全麻手术，需要进一步评估患者的心肺情况。在场的医生和护士们纷纷表示理解，但H先生显然有点不乐意了，说道："医生我感觉都挺好的，平时活动啥的也都没问题，就是右边的鼻子堵着难受，所以我想要赶快把它做掉。"

"照你这个年龄，氧饱和度应该是95%以上的，但是我们目前测得只有83%。即使有鼻孔堵塞的因素，但在清醒状态下，你是可以用嘴呼吸的，你的氧饱和度就应该达到95%以上。麻醉期间，我们可以通过气管插管吸氧来保证你的血氧，但是停止吸氧后氧饱和度维持不住，我们是不敢给你拔除气管插管的。做个鼻子的手术，总不要术后还要继续戴着气管插管去重症监护病房（ICU）吧？"周主任再次耐心地和患者说道。

"不要，都快过年了，ICU我们就不要去了。"主刀医生边拍H先生的手臂边说道："H先生，那我们就听周医生的话，今天先不做手术，回病房把心肺功能情况再全面评估一下。手术虽小，但安全肯定是最重要的。"H先生没有说话，随后，他就被护工带回病房了。

过了两天，我发现H先生的名字又出现在了我的笔记本上。他的肺功能检查、支气管扩张试验、弥散功能监测、残气测定、功能残气测定、专家心超检查等都已完成，检查结果显示，其肺功能正常，但心肌病的诊断明确。心内科会诊表示，患者最新的心超结果显示，EF只有34%，猝死风险较大，有植入型心律转复除颤器（implantable cardioverter defibrillator，ICD）植入指征。毫无疑问，他的名字被我标注了重点关注、麻醉风险较高的五角星。H先生的心肌病肯定有好些年了，就像他高血压有3年多了一样，他只是一直没重视自己的身体。高血压和心肌病互为因果、恶性循环，长期而相对缓慢的进展使他在80%～90%的氧饱和度下也能耐受一般活动，但这却会进一步恶化他的心功能。虽然他目前的情况不是外科手术的绝对禁忌，但围手术期存在较高的心脏风险，如心律失常、心力衰竭加重、心绞痛、血压波动等，而且有很大可能出现术后无法拔管脱离呼吸机，需至ICU进一步治疗或短期过渡，待心肌功能逐步恢复后再转出ICU。

第二天一早，我打开当日手术患者列表时却发现，H先生的手术被取消了。原来，昨晚他的主管医生再次联系了心内科专家，专家建议患者完善心脏磁共振增强，所以鼻子的择期手术又只能暂缓了。我似乎又想起了前一次H先生被护工带出手术室时无奈烦躁、欲言又止的表情。作为医生的我们，其实也有一些无奈，我们何尝不希望患者能快速且顺利地做完手术，开开心心地出院呢！但无论如何，在追求工作效率、切口美观等的同时，我们肯定是把安全放在第一位的。只有保证了操作或者治疗的安全这个"1"，后面的"0"才有意义。

再后来几天，H先生的名字都没有出现过。我查阅病例系统后发现，他已经出院了。出院小结上写道：患者术前检查发现心肌病，EF低，需完善评估，告知病情、治疗方案及相关风险，围手术期存在心脑血管意外、脱机困难、脏器损伤甚至死亡等风险；医务科参与术前谈话，与患者及其家属进行全面沟通，告知利弊后，患者及其家属商议决定先治疗心脏疾病，暂不手术。

字虽然只有短短的几行，其中涉及的医疗过程却曲折复杂。不知道几经折腾他最后离院时会是怎样的心情？于是，我拨通了他主管医生的电话。主管医生告诉我，H先生出院时几乎没怎么说话，但可以感觉到他很不开心，埋怨我们没给他做手术。不过他的妻子没有埋怨，临走前还来和他们说了"谢谢"，说要不是这次来治疗鼻子，还不知道心脏有这么大的问题，等控制了心脏的问题，再来解决鼻塞。

计划中的手术因为患者身体条件欠佳被迫取消，这样的例子并不少见。有人怀疑主刀医生水平不行，有人猜测麻醉医生不敢担风险，甚至有人还说做个局部的手术，医生给我全身查了一遍却没做手术，只会开检查单，道德有问题。这些说法的最大可能性在于医患间沟通不畅。有时候患者只是不知道医生为什么要这样做，而医生繁忙的工作又常常会使他们忘了解释。不知H先生和他的家人是否也曾有过这样的想法，但从他妻子的反应来看，主管医生应该已经与他们进行了良好的沟通。

医者多一句解释，多一点耐心，患者便能少一分担忧，多一份信心；虽有艰辛付出，愿仍义无反顾！

探索医学中的人文温度

陈奕霖

在临床工作中，我曾有幸与众多患者共同绘出绚烂的人生画卷。这些经历深深地印刻在我的心灵深处，记录着我在临床工作中与患者建立信任的点点滴滴，也让我意识到人文关怀对患者的意义。

以爱沟通，青春微笑护芳华

有一次，我遇见了一位 12 岁的少女，她的面容带着几分胆怯。在这个年纪，孩子们对自我形象的认知正处在极为脆弱的阶段。她正在接受牙齿矫正治疗，这本是一个希望的开始，却不料变成了心灵的创伤。因为，每一次她的母亲在她面前都会毫不避讳地抨击她的外貌，这就像无形中的刀刃，割裂着她幼小的心灵。每次见到她，我总是轻声细语地安慰她说："你本就美丽，牙齿矫正不过是让你更加璀璨一步。"她眼中的泪水渐渐掺杂着勇气和信任。我的每一句鼓励，每一个温暖的微笑，都像春风化雨，悄悄滋润着她的心田，让我们之间的信任如同嫩芽般生长。随着治疗的进展，她的笑容更加明媚。她学会了面对负面评价时用新生的勇气和信心去接受或拒绝，而不是胆怯地退缩。这个案例深刻地提醒我，在医疗工作中，医生不仅要关心患者身体的健康，还要呵护患者心理的健康。

作为医务人员，我们时常专注于疾病的治疗和身体的康复，却容易忽略那些看不见的伤痕，那些藏于心灵深处的疼痛。少女的故事教会了我们，真正的医疗不仅是对疾病的治疗，更是对心灵的抚慰和救赎。在成长的道路上，我们需要以更加宽广的视角去理解患者，不仅要倾听他们的声音，更要感受他们的心情，了解他们的故事。每一次倾听和每一句安慰，都是对患者心灵的一次温暖拥抱，这样的治疗，或许比任何药物都更加有效。

以心倾听，中年困惑诉衷肠

还有一次是发生在新冠疫情期间，一位中年女性询问牙齿矫正的费用后对我倾诉了她的困惑和担忧：生意不景气、一直处于亏损状态，牙齿矫正若费用过高，矫正计划只能搁置。她告诉我自己很渴望拥有自信的微笑，但现实的压力让她有些喘不过气。我倾听了她内心的疑虑，详细地分析了牙齿矫正的必要性，解释了及时治疗带来的长远益处，包括避免未来可能出现的复杂口腔问题，以及拥有健康笑容对个人自信的积极影响。同时，我也向她明确了治疗的费用结构，确保她明白费用可以通过灵活的支付计划来分担，这样可以减轻一次性支出的经济负担。在听到治疗费用在自己承受范围内后，她的信心逐渐回归，一连对我倾诉了很多生活的遭遇和感谢的话。我意识到，在医疗工作中，医生除了治疗疾病，更需要成为患者的倾听者和支持者，帮助他们排解心中的忧虑，这样更有助于增强患者的信心，提高依从性。

在疫情的阴霾下，人类心灵所向往的，不仅仅是治疗疾病，更有心灵的慰藉。在成长的道路上，我渐渐明白，医生的使命不仅在于医治身体的创伤，更在于安抚患者的心灵。医疗的艺术，不仅是科学的准确，更是人文的温暖。当治愈之光透过云层，照在每个人心上时，那份重担也许就能轻一些，那份前行的勇气，也许就会强一些。

以诚待人，耄耋信任温情长

第三件事发生在一位年逾九旬的老人身上。老先生已有 91 岁高龄，步履蹒跚地走进了我们的诊室来做老年综合评估，整个过程中我耐心地辅助他，也许是被我的温柔耐心打动，在"写下完整的句子"那一项测试中，老先生颤颤巍巍地写下了"我麻烦你了"这句话，让我感到既惊喜又荣幸。这个案例让我深刻体会到，人文关怀不仅能抚慰患者的心灵，同时也能治愈自己。

这些经历让我明白了人文关怀在医学实践中的重要性。无论是在青少年的自尊维护、中年女性的倾听安慰，还是老年人的感谢信任中，人文关怀都能为医患带来心灵的治愈。作为医务人员，我深感责任重大，要以尊重、倾听和关爱的态度，成为患者健康和幸福的守护者。

医学是一门科学，也是一门艺术。医务人员不仅要掌握专业知识和技能，还需要关注患者的内心世界，尊重他们的尊严，重视他们的价值，方能体现人文关怀的温度。生命科学技术发展所带来的伦理挑战和社会责任感需要关注，对于生命伦理问题的分析和解决也是医学工作者的重任之一。

在临床工作中，我们追求的不仅是疾病的消退，更是心灵的宁静。每一次与患者的接触，都是一场深刻的心灵对话。这份沉甸甸的责任，催促我们不断前行，除追求医术的精湛之外，更要铭记人文的温度。医学的边界远不止于科学的严谨，它的真谛还包含了对生命的尊重、对苦难的同情，以及对健康的守护。正是这些看似微小却极具力量的瞬间，构成了医学的灵魂。当我们用心倾听、以爱相待，医学便不再是冷冰冰的技术，而是充满人情味的艺术。在这条道路上，我们既是行者，也是守望者，共同见证着生命的奇迹与温情。

《新英格兰医学杂志》曾刊登过这样一则故事：一名年轻的住院医生在入职第一天，便向主治医生汇报了一位因胸痛入院的病人情况。然而，主治医生却出人意料地问："患者的狗叫什么名字？"年轻医生内心疑惑，但还是回去问了病人这个看似不相关的问题。随着病人简单的回答，医生逐渐深入地了解到这位病人的日常生活、爱好和家庭。这些看似琐碎的细节，让他不仅仅聚焦于病人的病症，更看到了一个有着丰富独特人生的个体。

随着时间的推移，这个医生逐渐发现，与病人建立情感联系不仅能够为患者提供更为全面的医疗关怀，还能打破医患隔阂，增强患者对医生的信任。有一次，他通过详细了解一位病人的家庭状况，推测出病人可能会在感恩节后出现过度劳累的问题。因此，在医患共同商讨后，他们调整了治疗方案，避免了可能的并发症。在故事的结尾，医生回顾发现在医疗过程中，真正关心和倾听患者的需求，与精进医学技术同样重要。这个医生将"他的狗叫什么名字"视为一个指引，引导他在医疗实践中始终注重人性化的关怀，与患者建立更深层次的情感联系。

在这个故事中，我们充分窥见了人文关怀的重要性。人文关怀是将患者作为一个完整的人，而非一个病例或一个器官，需对患者进行全面而深入的理解和关注，包括患者的身体、心理、社会、文化、精神。具有人文情怀的医疗专业人员可以从多元的视角理解患者的需求和期望，平衡利益的冲突，遵循正义、自主、利他和不伤害等原则，做出合理和合适的决策，这不仅能为患者提供高质量的医疗服务，还能建立良好的医患关系，增强患者的信任和满意度，促进患者的康复。

在高度专业化的医疗系统中，人文关怀依然占据着不可或缺的地位。一个患者的名字、他们的故事，以及那些被医疗仪器所忽略的细节，都是构成其生命完整性的重要部分。将这种关怀融入日常医疗实践中，不仅能够增强患者的治疗效果，更能在医患之间搭建起一座沟通的桥梁，使得医疗过程不再是冷漠的技术操作，而是一场心与心的交流。在这样的交流中，医生能够更为准确地把握患者的需求，而患者也会在这样的关怀中感受到温暖，从而更加积极地参与治疗过程，共同创造更好的治疗结果。

但是，单纯地强调人文关怀并不足以取得长远的成效，人文关怀的种子必须在医学教育的土壤中深植。只有在理解患者的情感和需求的基础上，医生才能为他们提供更全面、个性化的医疗服务。这不仅仅是技术的问题，更是关乎人性和情感的问题。通过人文关怀的教育，我们能够培养出更加温暖、充满关爱和有同理心的医务人员，为患者提供更为贴心和人性化的医疗体验。这也是医学教育的使命和价值所在。

拨开云雾见晴天

杨宜锜

一个阴郁的上午，安静的病房走进来一位老妇人，她步入病房时步态颠簸，仿佛一只摇摇欲坠的玻璃杯，摇曳而脆弱，肉眼可见的面部颤动提示着她每走一步都经历着疼痛，仿佛脚下不是平地，而是难以翻越的高山。双腿内翻畸形严重的她名叫应红梅（化名），是一位 75 岁确诊骨性关节炎的老人。她本应更早地接受治疗，但不幸的是她自己又极其固执，一直坚持自己能康复而无须手术，对医生的所有建议都非常排斥。这就是我们的第一次见面，我对她的心态很不理解，她也对我充满着戒备之心。

按照流程，我第一时间采集了应红梅的病史，她说："我膝盖痛已经十多年了。"我十分吃惊，无法想象她过去十年是如何在这无尽的痛苦中度过的。膝骨关节炎患者往往都很排斥行走，这也导致这类患者很少参与户外活动，让她们丧失了与他人交流的机会。所以，往往骨性关节炎越严重的患者，其性格也越孤僻。但我逐渐认识到，这种孤僻往往不是患者自己内心的真实感受，而是迫于疾病疼痛被迫做出的选择。

经过详细的诊断，我们给她制定了专业的治疗方案，但她却显得很消极，似乎怀疑治疗的效果。为了取得她的信任，我们与她进行了深入的交谈，倾听她的病痛诉苦，尝试从她的角度出发去理解她。我们得知在她的家乡，很多人认为手术是"最糟糕的选择"，即便是忍受痛苦，也会寻求其他方式来进行治疗。应红梅坚持采用中草药、针灸等传统保守治疗方法，但都未能有效地缓解她的病痛。她想要和子女儿孙享受天伦之乐，但却无法忍受病痛带给自己和家人的不便。除了疼痛带来的困扰，她的内心同样被对未知的恐惧所束缚。她对我们的治疗方案充满疑虑。

我们十分理解应红梅的顾虑，对于这种思想顽固的患者，一次性让她接受现状是十分困难的。因此，我们决定采用分阶段解释沟通的方法，帮助她解除病痛并重建信心。首先，我们为她科普了现代医学的发展成果，告诉她手术并发症的发生率已经大大降低，许多病毒和感染的风险都可以被有效控制，这些都使她更为了解现在的医疗水平。其次，我们重点讲解了手术治疗的优势，比如病因治疗、疼痛管理、快速康复等。此外，我们还向应红梅描述了该手术的成功案例，也解释了各种保守治疗策略在终末期骨关节炎治疗中的局限性，例如中草药、针灸等都无法彻底解决疼痛的根源。我们尝试利用数据和事实说服她手术治疗并非"最糟糕的选择"，反而是当下为她的健康带来最大效益的途径。最后，我们耐心地安慰应红梅，告诉她现代手术治疗是十分安全和有效的，她会在手术和康复过程中受到专业的照料，术后很快她的双膝就能逐渐恢复正常功能，正常行走、跑跳不再是问题，也不再会因为疼痛而被迫放弃美好的生活。在治疗过程中，我们会全程陪伴在她的身边，确保她的身心得到安慰和支持。

通过这样分阶段、深入细致的沟通，我们消除了应红梅对手术的种种顾虑。她开始对我们的治疗方案产生了信任，并更加坦诚地与我们分享了她的困扰和疑惑。在接下来的沟通中，我们共同商讨治疗方案，并详细地为她讲述了手术的过程、可能遇到的问题以及我们的应对策略。她在充分了解手术的具体信息后，终于同意了手术。

完善的术前准备是手术成功的保障。在手术前，我们为应红梅进行了详细的术前评估。首先，我们进行了一系列必要的实验室及辅助检查，如血常规、肝肾功能、心电图、肺部CT检查等，确保她身体没有其他潜在问题。其次，我们邀请了麻醉科医生会诊，为她进行了麻醉风险评估，确保手术麻醉的安全。最后，我们邀请了手术医生团队与应红梅及其家人进行了一次座谈会。在这次座谈会上，我们详细地解释了手术的各个环节，回答了应红梅和家人的疑问，通过介绍成功的手术案例进一步增强了他们的信心。

为了帮助应红梅在术后尽快康复，我们还制订了术前心理干预计划。我们邀请了心理医生进行会诊并开展了多次心理疏导，帮助她调整心态，减轻因手术带来的紧张和焦虑。同时，心理医生还教授了她一些简单易行的放松技术，如深呼吸、冥想等，以便她在术前及康复期能够更好地面对压力。在术前准备和评估的各个阶段，我们始终与应红梅保持密切沟通，尽可能地消除她的顾虑和恐惧。这些细致入微的工作使得应红梅在面对手术时信心满满，术前的准备确保了术中和术后的安全与顺利。

手术非常成功，术后我们根据应红梅的恢复情况为她制订了一套包括物理疗法、康复训练和心理疏导的个性化康复计划。我们还会定期进行康复进展评估，在每个阶段根据应红梅的改善情况适时调整治疗方案，确保她能够顺利地完成康复训练。在康复过程中，应红梅表现出极大的积极性与毅力，克服了术后恢复中的种种困难。在我们的陪伴和鼓励下，她逐渐摆脱了过去的沉疴和担忧，用信心和信念战胜了病痛。我们还邀请了其他成功康复的病友与她分享经验，给她信心和鼓舞。经过一段时间的康复锻炼，应红梅的疼痛状况得到明显改善，关节活动度也得到了很好的恢复。她在治疗师的指导下，逐步进行了站立、行走和下楼梯等日常活动的锻炼，最终使得她的行动变得越来越便利。

经过这次治疗，应红梅的身心状况得到了显著改善。她逐渐走出了病痛的阴霾，开始主动与周边社区、亲朋好友分享她的治疗经历。她以自己的亲身经历鼓舞更多身患骨性关节炎的病人积极治疗，勇敢地面对生活，为同病相怜之人展示了积极治疗、康复和重拾生活信心的重要性。在这段时间里，我们与应红梅建立了深厚的友谊。从最初的陌生、戒备到相互信赖与支持，在这个过程中，我们共同经历了病痛挑战、手术康复及心灵成长。她对我们说："你们让我重新找回了生活的希望，让我的生命焕发出新的活力。"我们深感责任重大，同时也为能改变她的生活而自豪。从对应红梅的治疗过程中，我们更加体会到作为医生，除了具备专业医术外，关爱、沟通与信任同样至关重要。医者关爱和患者信任的互动是康复道路上一道美丽的风景。我们明白一个优秀的医护团队不仅要在技术和疗效上达标，更需要为患者的身心健康提供全面支持。这意味着我们需要站在患者的角度看问题、主动倾听他们的需求和痛苦，尽可能地消除他们的恐惧，给予他们信心和力量。经过这一次难忘的经历，我们的团队对于以患者为中心的理念，有了更加深入的认识。我们深知与病患建立信任关系是多么重要，因为信任，所以促成了应红梅从最初的抵触、恐惧到接受并成功治疗的心灵转变。每一位患者都有盼望健康的权利，作为医护工作者，我们将全心全意地关注患者的身心需求，用关爱、理解和专业承担起这份神圣的使命。

生命尽头

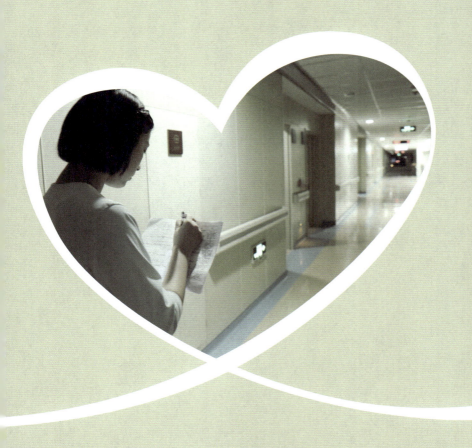

医 学 人 文 心

王 洁 摄

如果有来生，愿你能长久

朱宁馨

人世间的苦，也许会以推山倾海之势扑面而来。

我从来没有想过，作为一名医生，在职业生涯里写的第一张死亡证明单是为一位年仅 30 岁的女性。阿衡在和我相似的年纪里，已经有了幸福美满的家庭，可是一场突如其来的疾病让她匆匆离开了这个世界。

还记得，当我遇到阿衡时，是在过年前。

"今天会有一个感染科的患者转过来，已经发热半个多月了，自身抗体多个阳性，所以来风湿免疫科了。"上午我就收到了总住院医师的通知，需要接收一个发热待查的年轻女性患者。直到下午，护士才通知患者到了。原来是她突然出现了视物模糊，去了眼科会诊。刚进门的时候，我就看到阿衡伏在床边，她的丈夫站在身后帮她拍背顺气。"阿衡你好，我是你的主管医生，我姓赵，能告诉我现在有什么不舒服吗？""胸口闷得慌，总是……总是一阵阵咳嗽。"阿衡有些费力地对我说，脸有些肿胀，带着不自然的红晕。"你躺上来吧，我给你做一下身体检查。"我拉上了床帘，快速查体。阿衡的身上有很多皮疹，胸腔和腹腔都有积液。"你的肺部有炎症，两侧胸腔里有积液，所以会感觉到胸口发闷，呼吸费力。你之前抗菌药物用了这么长时间，还不停发热，感染性疾病解释不了。我们会尽快为你找出病因，血液科说明天下午应该会出骨髓细胞学检验结果，目前暂时根据你的症状和检验结果，予以对症支持治疗。"我一口气将诊疗计划大致说了一遍。"医生，需要做什么检查我都配合，我不怕疼。"阿衡这句话说得很流畅，眼含希冀地看向我。"我们一定会尽力的，你有不舒服及时和我们说，家属晚上也留心一下，呼叫器要放在枕头边。"交代好注意事项，我马上回办公室继续梳理阿衡的检验结果和病程记录。时间不等人，阿衡的情况有些棘手。她的病情进展快，且病因未明。骨髓活检、淋巴结穿刺病理，还有病原学都已经送检了。排除了严重感染，暂时只能用激素控制病情。

第二天早晨查房时，阿衡说昨晚小便的颜色很红，今天早上接近深褐色。上午九点十分我接收到了危急值提醒，阿衡的血小板急剧下降，1天的时间从正常直接降到了重度减少，血红蛋白也在持续下降。"她的病情还在进展，马上联系血液科，再申请多学科会诊。"风湿免疫科的刘主任当机立断。我按照血液科会诊的建议马上给阿衡做了一个破碎红细胞的检测。下午结果出来是阳性，同时骨髓细胞学检验结果也出来了。经过多学科会诊，医疗团队考虑阿衡的诊断为血栓性血小板减少性紫癜（thrombotic thrombocytopenic purpura, TTP）。"这个病不常见，如果不是出现血小板减少，都不会怀疑到这个疾病。"我忍不住感慨。"是呀，昨天阿衡已经出现视物模糊了，但是我们还没有想到是神经受累。小赵，这个病非常凶险，马上申请血浆置换。"刘主任强调血浆置换是关键。

我赶紧到病房找到阿衡的丈夫，对他说："会诊有结果了，是血栓性血小板减少性紫癜，血浆置换是目前最好的治疗办法，需要大量的血浆，我们已经联系了输血科的主任，他们会去省里的血液中心申请用血。""是确诊了吗？医生你能把这个病的名字写给我吗？我马上去找亲人朋友帮忙。"阿衡的丈夫有点激动。我从查房单的角落撕下了空白的纸，把TTP的全称写给了阿衡丈夫，看着他急匆匆地跑回了病房。

阿衡的丈夫大部分时间都守在阿衡床前，或者在打电话联系家属去献血，抑或来办公室问是否能要到血。他发了上百条献血证的图片到我的微信上，希望能帮忙要到血浆。我的微信提示响个不停。"赵医生，我和阿衡的同事都把自己的献血证发过来了，你看看能不能要到血浆？"阿衡的丈夫戴着眼镜，在和医生沟通时一直表现得冷静，只有一头凌乱的头发显示出了他内心的不安。肾脏病中心的医生来为阿衡放了透析导管。阿衡非常配合，置管过程也很顺利。功夫不负苦心人，阿衡在第三天傍晚做上了血浆置换。阿衡的丈夫蹲在血液净化中心的门口，疲惫却也稍微平静了一会儿。

刘主任说血浆置换最好能做上三次，于是，医院走廊的尽头总是能看到穿着橘色羽绒服的阿衡丈夫在打电话。

阿衡的肾功能和心功能都开始出现进行性下降，使用了大量的利尿剂，阿衡胸腔和腹腔里的积液也没有减少。通过血透机器超滤脱水，阿衡气促的症状才能稍微缓和一些。起初，阿衡还说正好不用再放血透管子了，超滤和血浆置换都能用。可是，阿衡的心衰越来越严重，从第六天就已经脱离不了高浓度的氧气，稍微动一会儿，氧饱和度就下降。尿管放了以后，阿衡好像突然之间明白了自己的病很重，也许是她已经没有力气，我很少听到阿衡说话了。阿衡做了两次血浆置换，血小板没有再下降，血红蛋白还是进行性地下降，小便隐血三个加号，大便隐血也是阳性的。第七天刘主任去查房的时候，阿衡在高浓度面罩吸氧的情况下氧饱和度已经维持不住了，说话经常会中断，但她还是坚持不想去重症监护室。刘主任把家属叫到谈话间："可能就这几天了，好转的可能性已经很小，要有个心理预期，制定好抢救措施。""请你们一定要救救我的女儿，她才 30 岁啊。"阿衡的父亲险些站不住了。"医生，再想想办法吧，如果需要去监护室我们愿意去的。"阿衡的丈夫还是尽量表现得冷静，我却注意到了他的手在颤抖。他这些天都没有离开过医院，衣服略有些味道，人也憔悴得像是生病，眼睛布满血丝，眼神里却还是有着希冀。刘主任叹了口气："再联系输血科吧，尽我们的力量再争取一次血浆置换，红细胞也要一些。"我其实也还抱着一丝希望：也许血浆置换能再给阿衡一点时间。我一边想着，一边马不停蹄地冲向了输血科。第八天，阿衡做上了第三次血浆置换，也输上了红细胞，但血红蛋白还是下降了。

第九天，阿衡在做血透的过程中出现了短暂抽搐，之后便一直在昏睡。刘主任说，把阿衡的家人都叫来吧。

第十天凌晨，阿衡突然开始剧烈地抽搐，阿衡的丈夫马上呼救，我和护士推着抢救车赶来了，准备用上丙戊酸钠，但是很快的时间，阿衡不动了，监护仪上出现了心室颤动的波形。"准备除颤！把刘主任叫过来，家属让开。"我直接跳上了病床，开始了胸外按压。阿衡的丈夫跪坐在了地上，仍然不愿意放开阿衡的手，被护士拉到了一边。阿衡的女儿只有 4 岁，被阿衡的父亲抱在怀里，小手挥舞着，喊着妈妈加油。不一会儿，刘主任带着抢救小组赶到了，继续心肺复苏，可是阿衡再也没有反应了。

"已经两个小时了，做心电图。"刘主任示意我们停下。心电图纸显示一条直线，没有任何波动。"宣告吧。"主任看向了我，我却只感觉喉咙里有一团火，烧得说不出话来，努力抑制住想继续胸外按压的冲动，这一刻难以保持冷静:"主任,你来吧。"刘主任宣告了死亡时间。阿衡的丈夫走到阿衡身前,慢慢合上了她的眼睛。如此残酷的生死别离,在场的每一个人都感觉呼吸沉重。阿衡的女儿可能还不能理解妈妈已经离开,在阿衡父亲的怀里哭累了睡着了。

"家属联系一下殡仪馆的转运车,把阿衡接走吧。患者的丈夫要留下来,办理手续,待会儿医生会过来给你们死亡证明单,必须有这个东西才能办理后事。"刘主任说完,拉着有些失神的我走出了病房,说道:"回办公室填死亡证明单。""主任,给我点时间整理一下。"我没有走回办公室,而是直接进了值班室。关上门,眼泪控制不住地流,口罩一下被润湿了,闷住了鼻子。一名医生能体会到的无力感在此刻达到了极致。从接诊到现在只有 10 天的时间,能想的办法都想了,我却只能看着患者走向疾病的结局。一个孩子失去了依赖的母亲,一个丈夫失去了心爱的妻子,一个父亲失去了珍贵的女儿。我能体会到他们的悲伤绝望,也看见了阿衡的痛苦,但是我却救不了她。如何面对患者的死亡?医学院里老师没有单独教过这一课,也许只有在真实的临床工作中才能自己体会到。

收起思绪,我想赶紧去帮阿衡办理手续,可是眼泪却怎么也止不住。一个医生不能在患者和家属面前表现脆弱,是我坚持的原则。"你现在能做的,是帮助家属处理好后事。"这样告诉自己后,我感觉呼吸平稳了些,迅速擦干眼泪,走回了办公室。

我一字一字认真地填好死亡证明单,找到了阿衡的家属。天已经亮了,阿衡丈夫的眼睛里却只剩下了灰色。我也不敢看他的眼睛,只低着头快速解释需要填写的信息,告诉家属在医院盖章以后,去派出所开具死亡证明,如果有疑问再来找医生。我打算马上回去写抢救记录。阿衡的丈夫突然开口了:"医生,我可能会搬家,这个死亡证明单上的家庭地址需要更新吗?"这个问题我之前也没有遇到过,只好再求助于综合办事处,询问相关负责人。终于在得到否定的答案后,我在等候室的窗边找到了独自发呆的阿衡丈夫。

"赵医生,你相信有来世吗?如果有来生,我要去找到阿衡,问问她为什么如此狠心,这辈子抛下了我和女儿。问问她,恨不恨此生不公的命运,是否也如我一般,心口上有一根刺,连呼吸都是痛的。我想替她去承受这些痛苦,可是我救不了她,也不知道这个痛苦的梦什么时候能醒。"阿衡的丈夫再也没有了以往的冷静,在等候室里放声大哭。这些冷静已经不能帮他救回他的阿衡，他胸腔里一直压抑的哀伤化成悲恸。

此刻，我无比渴望能参透生命的哲学，知道如何去开导阿衡的丈夫。但是我怕自己也会流泪，便快速转身走开了。到了门口，却再也迈不开步伐，脑海中不断地出现阿衡曾经充满希望的眼神。深吸一口气，我再次走到阿衡丈夫面前："节哀，你还需要振作起来，照顾好自己的身体，照顾好阿衡的女儿和父母。阿衡她会活在你们的记忆里。"我终于看向了阿衡丈夫的眼睛。我并不信奉宗教，但也有了神才能实现的愿望："阿衡，如果有来生，愿你能长久。"

释然或许需要时间，但是生者必须坚强起来。窗外已经升起了朝阳，印在了阿衡丈夫的橘色羽绒服上。

如果有来生，愿阿衡能与她的爱人携手白头，体会长长久久的幸福。

月亮女士与月亮卫士

徐 娴

　　第一次见到月亮女士的时候，我的视线首先跨过输液架上大袋的液体，然后扫过厚厚的被子，映入眼帘的是一个温和高大的男人。他弯着腰，正在床头柜前整理着东西。在他的身后，被子里蜷缩着一个瘦小、皮包骨头的身影。她巴掌大的脸，显得很苍白，头发柔顺地束起，薄薄的一层皮肤下，仿佛能看到骨头。或许是因为病痛，她的微笑、言语和动作总是疲惫的。

　　"医生，你好！"这对年轻的夫妻向我示意问好。经过回顾既往病历、检查结果，以及与他们交流后，我知道我面对的是一位饱受折磨的胃癌患者。同时，我从上级医生口中得知，她的名字中带"亮"这个字，而她丈夫的微信名称是"月亮卫士"。这本是一件小事，但是我的内心忽然被这短短的四个字触动了，这背后蕴含的意味不言而喻。

　　当我成为月亮女士的管床医生时，她已经被肠梗阻、营养不良折磨了好几个月。对于月亮女士来说，从发现病因到手术治疗仅仅花了1个月的时间。最初只是进食后上腹部出现隐隐不适，体重下降，再到做胃镜发现胃部肿物，通过活检确定是恶性肿瘤，最后选择全胃切除术，她的生活瞬间天翻地覆。从一个兢兢业业的教师，成为一个虚弱的病人。入院时她的白蛋白已低至 33.9 g/L，手术后进一步低至 26.5 g/L。这是身体营养状况及体内消耗程度的指标，正在发出警告。全胃切除手术虽然移除了她身体内部的一个定时炸弹，但对她来说也是一个巨大的考验。

　　手术后的1个月内，她的体重持续下降，而病理报告上提示的"低黏附性癌""脉管内癌栓""累犯神经""多个淋巴结转移"更是为这短暂的胜利蒙上了一片荫翳。结合临床和病理结果，她面对的是ⅢB期的胃恶性肿瘤，术后需进行辅助治疗以降低转移及复发风险。但是，由于消瘦、贫血和低蛋白血症，她无法耐受静脉化疗，只能选择口服化疗和肠内营养支持来遏制肿瘤细胞对身体的蚕食。

"医生，你觉得我还会好起来吗？"她平静地问。

上级医生握住她的手说："现在我们最重要的就是要有信心。"

幸运的是，治疗展现出了令人欣慰的疗效，在定期复查中，月亮女士的白蛋白水平逐渐升高至正常水平并稳定保持，一切似乎都在逐渐好转。

然而，手术后4月，突如其来的恶心、呕吐打破了月亮女士看似稳定的治疗。在呕吐了大量胃内容物之后，她能呕出的只有阵阵口水般的清液。她第一时间来到医院急诊，体内炎症指标显著升高。同时，上腹部CT检查结果显示，腹腔、盆腔内的积液大量增加，吻合口出现狭窄并伴炎症加剧，近端小肠扩张且有梗阻的可能性。急诊医生考虑"急性肠梗阻"，予月亮女士胃肠减压、抗感染、解除胃肠道痉挛、肠外营养等治疗。待腹痛症状和肠梗阻情况有所好转之时，我们为她安排了消化道检查以进一步解决吻合口狭窄问题。经过院内会诊评估，消化内科的医生通过胃镜下操作，为她置入营养管。这根营养管置入之后，随着营养物质进入她的身体，腹痛再度出现。我们考虑吻合口狭窄的因素，使得月亮女士体内仍有不全性肠梗阻，经过中医科会诊后，予芒硝外敷联合中药灌肠。然而，经过多次灌肠，这种恶心、腹痛的感觉仍紧紧缠绕在她身上。

"我们应该联系消化内科的医生，评估是否进行小肠梗阻置管。"上级医生说道。

但是，月亮女士的影像学检查结果未见肠道明显积气扩张表现，消化内科医生评估这种反复不全性梗阻可能与腹腔粘连有关。同时，她的腹部和盆腔有大量积液，较上次检查明显增多。对此，我们进行了腹腔穿刺并留取腹腔积液常规检查。不出意外，病理科在腹腔积液中找到了少量非典型细胞。她体内的肿瘤细胞已经侵犯到了腹膜，刺激腹膜产生大量液体。大量腹腔积液使得她反复腹胀、恶心、呕吐，甚至无法耐受口服化疗药物，加剧不全性肠梗阻以及营养不良。

现在，在月亮女士面前的已经是与Ⅳ期胃恶性肿瘤的战斗了。因为腹部疼痛明显，她的手总是搭在自己的肚子上，身体微微蜷缩，以期这样能缓解这如影随形之痛。因为病痛折磨，她的安稳睡眠已经被剥夺，从白天到黑夜，再从黑夜到白天，她从不发脾气，也从未说过放弃的话语。到了这个阶段，很难说所有的医疗措施是否存在治疗价值。我们的思路已经转变为照料为主，一切从缓减痛苦、减轻恐惧、提高生活质量角度出发。我们给她输注白蛋白，通过营养管给她肠内营养支持，并予镇痛治疗。她的状态时好时坏，腹腔粘连和肿瘤远处转移使得支持治疗的过程也充满了波折。这种缓解—复发—缓解的循环，如同一场漫长的凌迟，无论是亲历者自身，还是旁观者，似乎都隐隐知道了这个故事的最终结局。在暂停口服化疗的这段时间，胃癌细胞会在她体内造成怎样的破坏呢？

面对无法耐受化疗又日渐消瘦的她，每天定时定点的查房仿佛成了一种折磨。每当我看到她瘦到只剩骨架的身体时，我都仿佛能看到命运的倒计时在她身上声声划落。面对她和他殷切的目光，我们深知治疗手段的有限。目前所有的医疗手段，都旨在维持她最基本的生存需要，同时缓解她的不适。

然而在这期间，那个陪伴着她的男人却鲜少露出焦虑、恐惧等情绪，也没有展露出过强的执念。他总是平和地鼓励她、陪伴她，为她准备最好的。每天早上，她的月亮卫士都会清理好床头柜，帮助她梳洗，轻手轻脚，但又不慌不忙。趴在窗户上的晨光静静地注视着他们，以至于我每次回忆起他们，脑海中总是盛满了灿烂的阳光，而未有过腐败和死亡的味道。

"医生，你觉得我还会好起来吗？"月亮女士又一次平静地问。

这一次，团队内的所有人似乎都没有勇气说出"信心""鼓励"这样的语句，因为平静地、没有痛苦地度过现在的每一分、每一秒，才是最优先的目标。上级医生送了一小瓶植物精油给月亮女士。

"这个对睡眠应该有帮助。"

这小小的礼物是否能给她带来宽慰呢？那是我第一次因为无力产生羞愧感。

短暂的好转后面总是跟着无情的反复，在多次因为恶心呕吐来到急诊后，她出现了胸闷、气促、无法平卧的状态。检查结果提示她的左肺存在多发炎症伴实变，左下肺膨胀不全，右侧中等量积液伴右肺膨胀不全。经过胸腔穿刺及置管引流后，我们也在胸水中找到了癌细胞。这是胃癌转移后导致的胸腔积液！我们为其在胸腔和腹腔内注射重组人血管内皮抑制素针，以期延缓胸腔积液和腹腔积液的生成。在为她进行注射治疗的时候，我近距离看到她皮下清晰可见的根根肋骨，还有她紧闭的双眼和虚弱的面容。眼睁睁看着月亮女士的各个器官都在逐步崩坏，此时，活着究竟是仁慈还是苦难，我已经难以厘清。

直到某一天早上查房结束，月亮卫士跟随着我们走出了病房。

"医生，感谢你们这段时间的照顾。我想趁着我的妻子这段时间状态还好，带她出门转转，所以最近我们准备出院了。"我们都知道，他们要用接下来的日子完成这场告别。

后来，我听到了月亮女士离开的消息。晚期肿瘤、多发转移、肠梗阻、胆道梗阻、重症感染、脓毒血症、心力衰竭，每一个字背后代表的波折都让我无法想象。我看着门诊、急诊一个个病历记录逐渐变成了"病人未来，家属代诊"。月亮女士离开了，她的月亮卫士守护到她的最后一刻。此刻当我再回忆起他们的时候，脑海中还是那个充满阳光的病房角落，他在床头，她在床上。

这个兼并挣扎痛苦和相守扶持的故事，让初上临床的我印象深刻并深受感动。但是，我也会好奇，年轻的我会有这些反应，那么 10 年后、20 年后的我，已经见过无数"类似故事"的我，是否还会像今日这般深受触动呢？在高强度的工作之下，我是否会忽略病人的情绪和心理，落入麻木和倦怠的境地呢？尽管在现代医学的实践中，理论和技术发展日新月异，但医学的问题最终还是人的问题。我发现，一句温暖的话在某些情况下会比许多药物更像一剂良药。面对晚期肿瘤患者，如何承担诊治职责，如何让患者本人及其家属接受生命将尽的现实，如何让患者有尊严地活着，都是一个现实且需认真思考的问题。在规范化诊疗过程中，我们是否还愿意在床边花费几分钟的时间去了解他们背后的故事并尽量给予善意的反馈？是否还愿意与病人及其家属共同面对未知的未来？这究竟是负担还是解药？每当我想起这个与"月亮"有关的故事，这几个问题仿佛已有答案。

无法战胜的病魔

王锵强

　　我是一名进入临床工作不久的医生，然而在这短短的临床工作期间，我已见证了生死抉择。这一次，我要讲述的是一位患者的故事，他是一位经历了肝癌病程的病人，他的经历给我留下了深刻的印象。

　　患者是中年男性，一年多前因甲胎蛋白（α-fetoprotein，AFP）升高，踏上了治病的征程。在地方医院的检查中，他的肝脏磁共振检查结果显示出异常，右肾也存在多发囊肿。他选择在我院进行了腹腔镜下肝癌切除术和胆囊切除术，病理检查结果显示低分化肝细胞癌。手术后他在我院和上海某肝胆外科医院多次接受了肝动脉插管化疗栓塞术（transcatheter arterial chemoembolization，TACE）介入治疗。

　　然而，生命的抗争并没有就此结束。6月的一天，患者正电子发射断层显像-X线计算机体层成像（Positron Emission Tomography-Computed Tomography，PET-CT）检查显示，右肝下方肝肾间隙有多发结节，疾病愈发复杂。为了对抗癌症的侵袭，患者接受了腹膜后肿瘤切除术、肠粘连松解术和大网膜切除术。手术后，他坚持进行靶向治疗和免疫治疗，药物的更替与不懈努力，为生命的延续谱写着名为"坚韧"的篇章。

　　然而，人生总有起伏。3周前，患者在进行"恩沃利单抗"治疗后，突然出现了皮肤巩膜黄染、乏力、皮肤瘙痒和轻微腹胀等不适。他前往当地医院就诊，检查结果显示隐血阳性，肝功能和凝血功能出现异常。这时，病魔再度发难，生命再度受到威胁。

　　入院后，我与患者和他的家属进行了深入的沟通。通过患者的病史、症状及各项检查，我们初步判断为免疫治疗药物引起的肝功能异常，但也不能排除自身弥漫性肝肿瘤引起的肝衰竭。在病情危急的情况下，我向患者的家属充分说明了病情及预后，告诉他们患者目前正面临着巨大的生命威胁。患者的家属表示理解，同时决定不放弃最后的希望，继续进行治疗。

我们的医疗团队对他进行了综合治疗。异甘草酸镁、腺苷蛋氨酸、熊去氧胆酸等药物被用来护肝，替诺福韦则被用于抗病毒治疗。同时，我们还采用了多学科协同的方式，进行了人工肝血浆置换和人工肝胆红素吸附术。在治疗的过程中，患者的总胆红素水平有所下降，但随着时间的推移，病情却愈发复杂。

在治疗的过程中，患者的身体状况不断恶化。在一次突发的肿瘤破裂出血事件中，急诊介入手术成为唯一的选择。患者此时对抗击肿瘤的斗争已逐渐灰心丧气，当我在他的床边向他说明介入手术的风险时，患者难过地说："我觉得我在拖累我的妻子和女儿，能不能给我安乐死？让我轻松地离开这个世界。"我看着患者的妻子在一边偷偷用手背擦去止不住的眼泪，我觉得，作为医生在这个时候，哪怕在治疗上能做的已经不多，也依然需要给予患者鼓励和支持。我拉着他的手对他说："你的疾病确实很重，但是你已经很坚强地一路走过来了。看看你的老婆和你的女儿，他们也是陪你这些年闯过了一关又一关，你要有信心，不要放弃治疗。无论怎么样的机会，都要把握住。"患者闭上了眼睛，然后又坚定地点了点头。我和家属马上将患者推进了手术室，我默默祈祷着患者能有个好结局。

手术虽然顺利结束，但患者的血红蛋白仍持续下降。我们使用了包括凝血酶原在内的各种药物，但患者仍未脱离生命危险。在此期间，患者的家属时刻守候在他的床前，用眼神传递着对生命的珍惜和对医学团队的信任，然而，命运的无情让我们面对着更为艰难的抉择。患者的病情告诉我们，他身上的癌细胞已经蔓延得无法收拾，肿瘤的出血也难以控制，生命的最后时刻正在向我们走来。尽管我们全力以赴，但再多的治疗也无法逆转这个不可逆的过程。在告知患者家属的时候，他们的眼神中充满了无尽的痛苦和不舍。我们告诉他们，患者正面临着极大的生命危险，每一分钟都是珍贵的。患者的家属黯然接受了这个残酷的事实，他们深知再多的治疗也已无济于事。在最后的时刻，我们为患者提供了全面的终末护理，尽力减轻他的痛苦。患者在亲人的陪伴下，平静而安详地度过了最后的时光。

这是一场医学团队与病魔搏斗的旅程，每一位医生、护士都为患者的生命而努力。然而，生命终究是脆弱的，有时候我们无法战胜疾病的侵袭。在这个过程中，我们看到了医学的力量，也体会到了生命的脆弱。首先，我们仍然能感受到患者在面对病魔时展现出了顽强的意志和坚韧的斗志。无论是手术、介入治疗还是免疫治疗，他都没有放弃希望，坚持不懈地与疾病作斗争。他的勇敢与坚韧感染着周围的人，也激励着医护团队不断努力。其次，患者的家属在整个过程中始终如一地支持着他。无论是面对艰难的治疗抉择，还是最终面对生命的离别，他们都没有放弃对亲人的陪伴与关怀。他们的眼神中充满了对生命的珍惜和对医疗团队的信任，这种家庭的温暖与支持成了患者战胜病魔的坚强后盾。而医生在整个过程中不仅仅是治疗者，更是患者与家属心灵上的支柱。他们不仅为患者提供了最专业的医疗护理，更在患者面临生命抉择时给予坚定的鼓励和温暖的陪伴。即使在面对无法逆转的命运时，医生们依然坚守着对生命的尊重，为患者提供细致入微的终末护理，让患者在家人的陪伴下平静而安详地度过最后的时光。

对于这位患者，我们感到无尽的惋惜，也深知医学无法解决一切，但我们依然为每一位患者提供细致入微的医疗服务。或许正是在这无奈的时刻，我们更能深刻地理解生命的宝贵。生命需要面对无法逆转的命运，在这个过程中，我们愿为每一位患者奉献我们的力量，为他们的生命留下温暖的印记。

那天下起了小雨

周明敏

"医生，我们什么时候能回到妇科呀？"一个皮肤黝黑的青年男人（小张）说。他的眼神中带着一丝担忧，说话还带着一点拘谨，一看就是个淳朴的老实人。他的妻子小敏，今年 33 岁，是一个超市收银员，几年前，她跟丈夫一起来杭州打工。同时，她也是两个孩子的母亲。自从生完孩子后，她的身体一直不怎么好，吃了好多补品体重也不见长，还晕倒过几次。小张很是担心，辗转几家医院，去某省级医院检查发现盆腔有个肿块，同时又检查出心脏扩大，就来了我们医院妇科。妇科看了下，说不能直接做手术，要到心内科先把心脏的毛病给明确和缓解了，于是，她住进了心内科病房。

"小张，别着急，昨天冠脉检查我们做了，结果还好，但你爱人现在这个情况，是不能马上做手术的，她的心脏扩大得厉害，心功能不好，心脏一直跳得很慢，有时候甚至会停顿很长时间，很危险，到了要装起搏器的程度；但有时候心脏又跳得很快，还很乱，这些情况都很棘手。我们先用点药看看效果，也找下有没有别的原因导致你爱人心脏扩大的，你再耐心等待一下。"李主任说完又仔细地查阅起了小敏的病历。"这个患者血钠有点低呀。"李主任喃喃道，随即对我说："小周，你来说说心衰最新的治疗进展，心衰新四联，还有心衰合并房颤的治疗。"我赶紧把脑子里储存的关于心衰用药的知识一股脑儿倒了出来。

本以为调整好用药，控制住心衰，小敏就能转回妇科了，可就在转回去的前一天，小敏发热了。之后，我的心情也如同这体温曲线般跌宕起伏，并开启了每天回去 UpToDate（一款基于循证医学原则的临床决策支持系统）的日子。细菌、病毒、肿瘤等相关疾病，自身免疫性疾病，不典型病原体，我都查了个遍，甚至还问到了她家养了一只鹦鹉，但始终没能明确发热的原因。

直到我们再次完善胸部CT，其报告中提示"两侧肾上腺明显增粗"，方才给予我一点蛛丝马迹。我立刻打开UpToDate，搜索"Addison病（原发性慢性肾上腺皮质功能减退症）"，并激动地与李主任分享、讨论道："李主任，您看，自身免疫性原发性肾上腺皮质功能减退症可表现为低血压合并心血管衰竭，并伴随体重减轻，70%~80%的患者会发生低钠血症，约25%的女性患者会发生闭经。这些情况小敏全都有呀！"李主任听完连连点头道："不错！但是那个盆腔肿块和双肺结节跟它有关系吗？要不要做个穿刺？"我打算隔天请内分泌科以及妇科会诊，并看一下能不能做个穿刺活检。在这个夜里，我的睡眠都好了很多，觉得自己发现了病因，能够治好小敏的病了。

可是就在这天半夜，小敏上厕所期间突发右下腹剧痛，心率加快，呼吸急促，体温升高，四肢厥冷，右侧盆腔包块触痛，急查炎症指标升高，但是白细胞未升反降，急查腹部CT平扫提示，双侧肾上腺饱满伴周围渗出。值班医生考虑肾上腺皮质危象，送入ICU病房，给予激素治疗后情况有所好转。我一早来交班就听到了这个消息，刚如释重负的心情又开始沉重了起来，也不禁怀疑起来，她真的就是Addison病吗？是不是还有其他问题？

自从小敏进了ICU，小张反而出现得少了。家里人说，他回去凑钱了，ICU要花钱，李主任以及肿瘤内科提到的PET-CT也要花钱。每次见到小张，都感觉他憔悴了很多，妻子、父母、孩子和工作的重担全部压在了这个憨厚的老实人身上。但是每次见到小张，他充满哀伤的眼神后面仍透露出一些希冀，似乎撑过这段时间，一切都会好起来的。

随着激素的使用，小敏的体温控制住了，回到了心内科病房，一切似乎都在往好的方向发展。但是第二天，小敏的体温又高起来了，再次进行多学科会诊，大家还是认为肿块的问题很大，但是目前穿刺的风险大，都希望小敏能够做PET-CT，筛查出潜在的病灶。数千元的自费项目对小张这个勤勤恳恳的打工人而言，无疑是一个很大的负担，可是病不等人，就在小张打电话到处筹钱的时候，小敏突发心脏骤停，经过抢救后再次住进了ICU。这一次，面容越发疲惫的小张借到了足够的钱，决定去做PET-CT，当天下午，我就陪着小敏完成了PET-CT。

当天晚上6点，在压抑的ICU内，各个科室的专家又坐在了一起，等着PET-CT影像上传，放射科主任打开影像的一瞬间，大家都震惊了，黑蒙蒙的一大片覆盖了小敏的整个腹腔，是肿瘤，多处转移，且转移的部位都在很隐蔽的位置，以至于多家医院的CT平扫均未发现。综合考虑来看，小敏的皮质醇功能减退可能是肿瘤继发性破坏所致，至于心脏扩大的问题，大家都没有明确定论。

直到现在我都记得那天夜里，下起了小雨，回家时穿着短袖似乎有点冷了，但我脑海里一直是小张面对一堆主任初时的局促和怨怼，得知病因后眼底的无奈和不甘，以及李主任搭着他的肩膀安抚时他眼中泛起的雾气。后面关于小敏的下一步治疗就成了一个难题：扩张型心肌病、皮质醇功能减退限制了手术和肿块探查；淋巴瘤还是其他恶性肿瘤伴随盆腔多发转移，不明确病理，肿瘤内科也不知道如何准确治疗。小敏目前的情况陷入了一个恶性循环，不明确性质很难治疗，如果不治疗的话心脏功能和身体机能会越来越差。李主任带着我，联合超声科，探查小敏有无体表淋巴结肿大，希望可以做淋巴结穿刺，但是并未发现。对于是否冒险做盆腔肿物的穿刺，小张和小敏一直犹豫，随着在ICU里一天天的等待，逐渐陷入了无助的漩涡。

医生每天奔波于救治不同的患者，但是对于患者一家而言，小敏是妻子，是母亲，是女儿，是不可替代的角色，为了小敏，小张以及一家人每天奔波于医院、家庭和公司，父母的赡养、孩子的抚养以及妻子的医药费欠款都压在小张一个人身上。

正如杨绛先生所言"健康不等人，病来如山倒"。在肿瘤、心功能不全、肾上腺皮质功能不全等多重打击下，本就摇摇欲坠的小敏，中途又发生了好几次心脏骤停。数天后的一个下午，小敏在ICU多器官衰竭，家属挣扎许久，最终放弃抢救。听到这个结果，我的心里闪过的是无数前辈常提起的一句话"有时是治愈，常常是帮助，总是去安慰"，医生治病的时候，似乎总是针对疾病进行救治，总想着如何治好病，但是对病人、对家属似乎还是关注得太少，直到最后，我们都没有真正地问过，小敏真实的内心想法，小张是否觉得得到了帮助，他们对医院究竟是感谢还是怨怼。

做一名有温度的医生

唐林松

　　肿瘤外科是个令人感到压抑的地方，这里住着的病人大都患有一种令人闻风丧胆的疾病——癌症。在这个科室所有的生离死别、悲欢离合都是那么平常。这里的患者对生命有着更多的敬畏和渴望。

　　那天晚上是肿瘤外科极平常的一晚，却是我行医生涯中注定不平凡的一晚。晚上6点，值班手机响起："值班医生，来看一下4床，他不舒服。"我匆忙赶到病房，这是一位姓陈的癌症晚期患者，让我惊讶的是他看上去很年轻，30多岁的样子。他全身皮肤巩膜黄染，身材瘦弱，肚子胀大，身上挂着好几袋营养液和各种静滴药物，咬着牙对我说："医生，帮帮我。"

　　"哪里不舒服？"我问了问他。

　　"我小便很胀，尿不出来。"他指了指下腹对我说。我扫了一眼他的导尿管和引流袋，里面都是暗红色的尿，显然是泌尿道出血堵住了导尿管。我想到的是马上进行膀胱冲洗。"稍等一会儿，我看一下你的大致情况后给你做个膀胱冲洗。"回复完，我径直跑向办公室打开他的病历：陈先生，男，35岁，因结肠癌根治术后8年入院，辅助检查提示肿瘤复发伴腹腔广泛转移，肺、肝、膀胱多发转移灶。有那么一瞬间我愣住了，一个30多岁的青年，没有相关家族史，怎么就癌症晚期了？顾不上多想，我迅速准备好膀胱冲洗的物品回到病房。

　　"你的情况不太乐观啊，我先帮你冲一冲导尿管吧。"我试图在和他聊天时分散他的注意力，这样可以减少膀胱冲洗带来的胀痛。

　　"家是哪里的啊？"

　　"台州农村的，一直在广西做点小买卖。"

　　"这是你父母吗？"我指着旁边照顾他的两位老人。

"是的，他们 60 岁了。"

"家里有兄弟姐妹吗？"

"没有，就我一个。"

"结婚了吗？"

"嗯，有两个孩子，都还小，所以我还想多活一点时间，等两个孩子再大一点……"他没有继续说下去。

这时，我已经完成了膀胱冲洗，导尿管里一直流出鲜红色的尿液，他的症状也好了很多。

"谢谢你，医生。"他平静地对我说道："我这个管子插上后堵了很多次了，今晚可能要多打扰到你了。"

"应该的。"我回应道。

我将情况向上级做了汇报，上级医生联系了泌尿外科医生会诊，他们一致表示，目前只有对症治疗，准备临终关怀了。"那病人尿管反复堵住有没有什么办法？"我试探性地问了问。"患者目前膀胱输尿管都有肿瘤侵犯，最好的方法就是肾盂造瘘，但患者肿瘤全身播散，现在身体状况很差，手术风险很大。""他等会儿完全堵住了怎么办？""没办法了，导尿管拔了吧，可能拔了会好一点。"上级医师叹了口气跟我说道。我呆在了原地，一时竟不知该说些什么。

我不想放弃，试图帮助陈先生一把，并没有拔出他的导尿管。当晚，我每隔一小时起床为他做一次膀胱冲洗。直到凌晨四点，再也冲不了了，导尿管都是血块，注射 10mL 冲洗液患者就痛苦难忍。我不想放弃，但此时缓解患者痛苦才是最重要的。经与上级医生及管床医生讨论后，我们决定暂停陈先生的营养支持，拔除导尿管，缓解陈先生的痛苦。

这个决定由我转达给陈先生，我把他父母叫到房间外面，跟他们聊了聊当前的情况并告诉他们我们的决定。他母亲泪水夺眶而出，却没有发出任何声音，只是边抹眼泪边点头。他的父亲很平静地问道："他是不是就这样了？"我点了点头回答道："他全身广泛转移，目前恶病质，身体状况很差，肾盂造瘘手术风险很大。目前，我们能做的也只是尽可能缓解他的痛苦。"他父亲喃喃道："不知道现在打车多久能到家……"随后他搀扶着老伴慢慢走回病房。

我又到病床边将我们的意见转达给陈先生，他的表情异常平静，或许是我叫他父母出去谈话的过程让他意识到了什么。"妈，收拾一下，我准备回家看看孩子。"他努力地吐出一句话。

第二天起床，病房已不见他们声影，护士说他们一家一早就办理出院了。我内心说不出的难过，作为医生，我认为患者即使放弃治疗也最好留在医院，这样能获得更好的生活质量。但从患者的角度我也能理解，古往今来都讲究落叶归根，况且家里还有两个牵挂的孩子。

当我第一次与陈先生见面时，他的脸上充满了坚强和勇气。尽管他知道自己的情况，但依然展现出乐观和积极的态度。我们进行了详细的检查，并讨论了治疗方案和可能的后果。在这个过程中，他表现出了非凡的意志力和对生活的珍视。短暂的一晚，我见证了陈先生从渴望活下去到接受现实的转变。这给我带来了很大的冲击，第一次真实地感觉人类是那么渺小，生命是那么脆弱。

白驹过隙，转眼我已在肿瘤外科管了不少肿瘤患者，在接诊每一位新病人时，我都心情忐忑，害怕又只能无能为力地送他们离开医院，去做临终关怀。医生是一个崇高的职业，病情是复杂的，大部分疾病发病机制还是未知的，我们该如何去做一名有温度的医生？一方面，我们要提高自身的知识水平，去开拓创新；另一方面，我们也要去关心患者，用同情心去体会患者。我相信人类终将攻克一个个疾病！